促進溝通的

視覺策略

學校與家庭實務輔導指南

Linda A. Hodgdon 著
陳質采、李碧姿 譯

Visual Strategies for Improving Communication: Practical Supports for School and Home

By Linda A. Hodgdon

©1995

Ninth Printing 2000 Tenth Printing 2001

Eleventh Printing 2002 QuirkRoberts Publishing
P. O. Box 71

Troy, Michigan 48099-0071 Telephone: (248) 879-2598

Fax: (248) 879-2599

Printed in the United States of America.

Original Illustrations: Rachel Hopkins. Book Design: Frank Slanczka.

Cow illustration: Joseph Anderson, (page 200) reprinted with permission from Imaginart International, Inc., Bisbee, AZ.

Kmart logo and photo are used with permission: Kmart Corporation, Troy, MI.
Campbell's logo used with permission: Compbell's, Camden, NJ.
McDonald's logo and photos used with permission: McDonalds, Oakbrook, IL.

SnakeWells, Honey Maid, and RITZ are registered trademarks of Nabisco Foods Group, used with permission: Nabisco Foods Group, Parsippany, NJ.

Picture Communication Symbols (pages 28, 51, 116, 178, 179) used with permission: Mayer-Johnson Co., P. O. Box 1579, Solana Beach, CA 92075

關於作者 …………………………………… V
譯者介紹 …………………………………… VI
序 ……………………………………………… VII
譯者序 ……………………………………… IX
前言 ………………………………………… XII

第一篇 視覺溝通入門 ………………………… 1

第一章 什麼是視覺溝通？ …………………………… 3
什麼是視覺輔助？ …………………………… 4
誰是這本書的對象？ …………………………… 6
誰是這方案的對象？ …………………………… 7
為什麼使用視覺工具？ …………………………… 9
為何視覺溝通重要？ …………………………… 10
為何視覺訊息比聽覺訊息易了解？ …………………………… 11
為何這些人使用視覺表現較好？ …………………………… 12
什麼是手語？手語是一種視覺媒介 …………………………… 15
一般的教室（或溝通環境）是什麼狀況？ …………………………… 18
如何使用這些資訊？應該考慮什麼以符合這些學生的需要？ … 21

第二篇 視覺溝通工具範例 ………………………… 23

第二章 提供訊息的工具 …………………………… 25
時間表 …………………………… 26
範例 …………………………… 28
如何設計每日時間表？ …………………………… 30
迷你時間表 …………………………… 36

範例 …… 37
如何製作迷你時間表？ …… 40
行事曆 …… 41
範例 …… 43
選擇板與清單 …… 47
範例 …… 48
溝通「不」的訊息 …… 51
範例 …… 53
人的位置標示 …… 55
範例 …… 57
過渡與轉換的小幫手 …… 60
範例 …… 65
第三章　有效指引的輔具 …… 71
教室管理工具 …… 73
範例 …… 76
製作教室管理工具 …… 78
記事本和「烹調」手冊 …… 81
範例 …… 83
設計記事本和「烹調」手冊 …… 87
訓練使用記事本和「烹調」手冊 …… 89
教導新教材 …… 92
有效引導的建議 …… 93
第四章　組織環境的視覺策略 …… 97
以標記建構環境 …… 99
範例 …… 101

一般的生活安排 …… 103
第五章 促進環境間的溝通 …… 107
視覺橋樑 …… 110
今日在校 …… 110
昨晚在家 …… 111
設計視覺橋樑 …… 112
範例 …… 115
學校與家庭溝通管道的建議 …… 118
第三篇 多元環境的溝通 …… 121
第六章 改善家庭溝通 …… 123
居家簡易概念 …… 126
居家成功的可行與不可行性 …… 130
給家長的一封信 …… 134
第七章 社區的溝通 …… 135
建立社區參與的目標 …… 137
社區參與評估 …… 142
社區溝通評估表 …… 144
在社區創造成功 …… 148
第四篇 視覺工具的發展與使用 …… 155
第八章 發展視覺工具 …… 157
教師工具 …… 164
範例 …… 166
如何製作視覺工具？ …… 167

溝通工具規畫指南 …… 169
規畫視覺工具 …… 172
實施 …… 174
選擇有效溝通的符號 …… 175
製作成功工具的可行及不可行性 …… 177
第九章　基本配備 …… 185
材料與用品 …… 186
照相 101 招 …… 192
發展視覺工具的實用訣竅 …… 197
第十章　整合視覺策略至溝通與教育 …… 199
教導溝通的策略 …… 200
發展以溝通為基礎的教室：成功的關鍵元素 …… 204
有效實施的可行與不可行性 …… 206
再問幾個問題 …… 212
第五篇　方案的意涵 …… 217
第十一章　教育趨勢：視覺溝通的意涵 …… 219
問題是什麼？ …… 221
任課老師的角色 …… 225
語言病理學家角色的演變 …… 226
總結 …… 228
附錄
參考資料 …… 231

關於作者

Linda Hodgdon 提出自閉症、行為障礙、重度語言障礙學生的溝通需求，已逾二十五年之久。她的領導能力將提升溝通發展成方案，使得這模式幾乎得以橫越密西根州的區域。這方案強調整合溝通訓練至進行中的功能性活動及發展視覺輔助溝通方法。當 Macomb 自閉症方案獲選為密西根聽語學會「最佳年度方案」時，Hodgdon 的努力也備受肯定。

成為講者後，Linda Hodgdon 經常透過諮商、學術研討會、學校在職訓練，以及身為大學課程講師的機會分享其專業。她的方案為溝通障礙學生提供許多促進溝通的實用資訊和想法。

譯者介紹

陳質采

高雄醫學院醫學系畢業，國立陽明大學醫學系公共衛生研究所博士。現為衛生福利部桃園療養院兒童青少年精神科兼任特約醫師、輔仁大學音樂系音樂治療組助理教授，台灣兒童青少年精神醫學會理事長、台灣藝術治療學會理事、中華民國應用音樂推廣協會監事。

曾任衛生福利部桃園療養院兒童青少年精神科及台北市立婦幼綜合醫院兒童心智科主任、財團法人公共電視兒童青少年節目諮詢委員、台北市政府兒童青少年促進福利委員會委員、醫學人文雜誌《醫望》總編輯等。著有《與孩子談安全》（信誼）、《在歡笑和淚水中成長》（師大書苑）、《姊姊畢業了》（董氏基金會）、策劃《我會愛》精選繪本（遠流）、《玩遊戲，解情緒》（信誼）等。喜歡也非常享受與孩子、朋友一起學習成長的日子。夢想常常在變，卻從來沒有忘記父親的家訓：「做些有意義的事。」

李碧姿

國立陽明大學衛生福利研究所畢業。現為台灣社會福利總盟兼職主任、董氏基金會《大家健康雜誌》特約記者。曾任中華民國老人福利推動聯盟副祕書長、主任、研究專員，也當過護士及行政企劃。譯有《很新很新的我》，並參與《醫師的異想世界》、《幸福的模樣》等書的採訪工作。喜歡到山上種種花草、流流汗、吹吹風，或在家爬格子、看看書，享受簡單的生活。

序

中重度溝通障礙者在溝通介入上的一些大進展，或許是源於增進對自閉症獨特學習類型的理解。大量的研究顯示，自閉症患者展現完形訊息的處理優勢。這類處理的優點，很適合有系統的空間規畫、非短暫訊息的理解；但在處理分析性、順序性的訊息較弱，導致難以理解臨時組織且短暫的訊息（Prizant & Schuler, 1987）。

這些明顯獨特的學習類型，讓人們更理解自閉症及其他語言溝通障礙者的語言和溝通問題。更多的理解使溝通介入的方式和策略邁出一大步，從而發展出自閉症以及其他具挑戰性疾患患者有效的溝通技巧。

在《促進溝通的視覺策略》一書中，溝通專家 Linda Hodgdon 以多年輔導自閉症學童的經驗及學習類型研究的基礎，提出許多溝通介入策略的實務應用。這是一本「方法」書，設計來協助家長、老師、語言病理學家和其他人，為自閉症和其他嚴重溝通障礙疾患常見的溝通和自我管理挑戰，想出解決辦法。這本書充滿了生活實例和圖解說明，提供想利用有效策略改善溝通的人們清楚的方向。所有策略和實例皆曾在 Hodgdon 的臨床和教學經驗中檢驗，並證實有效。

Hodgdon 方式的「視覺溝通」策略有相當多獨特的著眼點。與許多著重在表達性溝通的自閉症溝通介入方案明顯不同。Hodgdon 介入的主要考量是理解——理解環境、要求、指引、人與語言。其有效促進理解的策略，是整體溝通介入方案成功的關鍵因素。

許多自閉症和其他障礙者礙於獨特的學習型態，深受理解之苦，特別是語言的理解。確立對環境、期待及他人的理解，得以建立表達性溝通技巧的發展基礎。

另一個 Hodgdon 介入的獨特觀點，在於將「視覺溝通」策略視為身體「工具」，輔助或傳達內在心理的過程，譬如：語言、記憶、計畫及自我控制。她的方法符合 Vygotsky 的行為自我調節理論（例如：自我引導、自我決定）。在 Vygotsky 的理論中，語言是首要工具，先由他人引導或傳達孩子的想法和行為，最後成為孩子使用的「內在語言」，指引自己的行為和問題解決（Vygotsky, 1978）。對有些人而言，語言無法很容易作為工具（由於學習型態的差異），必須利用其他傳達工具，最終通往想法和行為的自律。Hodgdon 清楚舉例說明那些策略，從身體（視覺）變換到心理的工具，以及從他律到行為和思考的自律。

奠基在理論和研究的穩固基礎，Hodgdon 書的獨特性在於全冊納入的實例、圖解說明和介入建議。書中內容井然有序，容易按圖索驥，以讀者親切的問答對話形式呈現。這是所有想要促進自閉症溝通的「必備」手冊，同時也是溝通專業人員輔導中重度語言和溝通問題學生的「寶典」。

Kathleen S. Pistono, Ph. D.
語言障礙諮詢師
Macomb 中等學校
柯林頓鎮・密西根

參考資料

Prizant, B. M., & Schuler, A. L. (1987). Facilitating communication: Language approaches. In D. Cohen and A. Donnellan (Eds.), *Handbook of autism and pervasive developmental disorders* (pp. 316-332). New York: Wiley.

Vygotsky, L. S. (1987). *Mind in society: The development of higher psychological processes*. Cambridge: Harvard University Press.

譯者序
看見了，讓溝通互動更有效

臨床工作中，一位媽媽曾經徬徨地問我：「醫師，如果我的孩子都學不會如廁，老需要包尿布，就不能上學嗎？」這些特殊兒童與家庭所面臨的困境，常挑戰我的思維：難道學不來如廁，就無法上學或參加活動嗎？如果肢障的孩子已經入小學了，究竟該先學走路，還是讓他也花點時間學習坐著上課？而高功能自閉症的孩子呢，究竟學英文比較重要，還是學習社會互動比較重要？

我並不認為一般兒童的雙親在養育孩子的生涯中，不會面臨像這樣的煩惱。我只覺得有特殊需求的孩子的父母或師長，在面臨抉擇上，受限於孩子的學習能力與速度，得像手頭拮据的家管，難免要錙銖必較罷了。因此，如何協助這些家庭和老師，把專業知識納入生活的學習規畫，是專業人員無法推卸的責任。

帶著這樣的期許，身為語言病理學家的 Linda Hodgdon，在長期與自閉症和其他語言溝通障礙學生的服務中，體認到這些孩子溝通的需求。而自閉症——就兒童青少年精神醫學的臨床症狀來看，確實存在顯著口語與非口語之溝通困難、社會互動困難、固定且局限之行為模式與興趣，以及比較無法進行象徵性或想像性遊戲；國內宋維村教授等學者也提出，自閉症在溝通互動上，有相互注意協調能力（joint attention）的缺陷。

溝通——英文的communication源自於拉丁文的communicare——表示公開、公眾、讓大家都知道的意思。溝通是人際互動中很重要的一環，人們透過各種口語與非口語的溝通，意見得以傳達、思想得以交流、情感得以凝聚。溝通是交互作用（interaction）和交流的（transactional）過程，包含來源、訊息和收訊者，可以滿足我們在社交、表達、自尊、安全等各方面的需求。因此，一旦兒童出現溝通障礙，可能衍生出許多問題，不利於孩子的學習。本書跳脫傳統的教育理念，以視覺工具為溝通互動的媒介，而提出生活中的各種視覺策略，希望嘉惠這些有特殊需求的孩子。

這些孩子究竟有多少呢？在台灣，根據一九九五年台北縣針對公私立幼稚園調查推估，國內自閉症發生率約五百分之一，但考量亞斯柏格等高能自閉症患者可能沒有被診斷，且重度自閉症又可能被當作智障，實際發生率可能更高。衛生署八里療養院兒童青少年精神科主任畢新慧於二〇〇五年發表的研究也顯示，從一九九六年至二〇〇三年，全民健保資料所透露的累積盛行率，每萬人為 0.7 至 2.2 人，年發生率則從每年每萬人的 0.2 增加至 0.3 人。此外，根據台灣教育部所統計，每年身心障礙類學生的安置，高中以下就高達七萬多人。

就某種程度而言，我其實是心疼許多孩子因各種原因，仍在學習的路上掙扎。如何讓這些不一樣的學生，可以學習到最基本的訊息，滿足和其他人一樣的需求，也是對這些孩子的了解與尊重。這本書不是唯一有效的策略或辦法，也不一定適用於每個孩子——尤其是聽覺學習優勢的孩子，但我非常喜歡本書作者 Hodgdon 的教育理念與精神。我喜歡她能謙虛地站在孩子的立場，觀察到個別學習的差異，而了解孩子的學習與自己不同；我也喜歡她以孩子——而不是以自己所創立的策略或方案為主體。

看見了問題，就可以了解孩子的困境；了解孩子如何學，就可以讓溝通互動更有效。這或許正如《等她二三秒》作者劉碧玲所言：「這些孩子的努力是否在社會上產生意義，靠的是大家了解。」

希望這本書只是開始，期盼這些概念可以發揮拋磚引玉的效果，引發更多的共鳴，進而創造符合孩子能力的解決方法。也希望透過這本書，拓寬從事兒童工作專業夥伴的新視野，唯有當教育者找到通往學習之鑰，才能透過合適的策略，帶來孩子明日的希望。

本書的出版感謝心理出版社林敬堯總編輯及編輯同仁的耐心與細心，也一併謝謝葉有雲、王映淳、黃嘉慈小姐的熱心協助。

陳質采 謹識

二〇〇六年一月六日

前　言

這本書結合實務概念和技巧，呈現部分教育工作者如何借助扎實的理論和研究，加入少許創造性的試驗，然後轉換成中重度溝通障礙學生有意義的訓練和方案工具。這些資訊是經年累月輔導自閉症、情緒障礙、學習障礙、注意力缺陷疾患及認知障礙等學童，逐步發展的成果。

當我們輔導學習有落差的學生時，最熟悉的教學策略與目標是施測。學生*可以*學，問題是他們*學什麼*？*怎麼學*？「*發現*」這些部分是專業人員或家長的責任之一。他喜歡什麼？她又對什麼有興趣？他想要或不想要什麼？最重要的是，我們需要去發現他如何學？她又怎麼理解？這是學習之鑰——決定隱藏在行為和知覺障礙下的會是什麼？同時去發現如何有效地找到。這過程顯示，有一大群學生的理解方式用看的比聽的來得好。

就是這樣的察覺過程，發展出**視覺溝通策略**的概念。每次成功營造了下次成功的契機。當學生或老師從其中一個概念獲益，就會挑戰發展第二、第三個概念。長久以來，成果斐然。來自老師及家長的證言，更清楚表達對此教學方向的熱情支持。

不論成人說什麼，學生的反應才是真正有意義的考驗。視覺工具的價值來自學生的反應及使用情形。就像常記不得日常規定的傑伊，衝進教室查作息表，找出今天要做什麼，就足以理解這概念的價值。克拉那天因抽出她的規則單去告訴另一個同學要安靜，而達到新的溝通層次。當羅尼觀察到其他同學利用視覺工具來安排生活，他也問老師是否也可以有一些「特別的圖片」。傑伊、克拉、羅尼及其他類似的學生，皆因整合視覺輔助進入溝通系統，而改善了他們的生活品質。

嚴重溝通障礙的學生一般會出現零碎片段的技巧和不一致的表現。這本書啟發人們跳脫傳統的教育焦點，或拓寬他們的視野。人們總是把溝通訓練關注在發展學生的*表達性*溝通技巧，提供策略協助學生把訊息傳達他人。**視覺溝通**則是結合工具和概念，將焦點轉移到加強學生的接收能力，支援學生理解和說明訊息的動機。這樣的轉移帶來更多的理解、投入和參與，讓表達更有效。由此可見，視覺工具是輔助學生和其所屬世界的溝通管道。

教育方案亟需要擴展視覺策略的使用。不過，大多數人使用少許的視覺策略，只有少數人大量使用這些技巧。事實上，引介這些概念常常戲劇性地改變學生的表現。這技巧最初為自閉症學生開發，後經專業人員運用於不同環境、不同學習需求的學生，而持續發揚光大。

> 大多數人使用少許的視覺策略，……少數人大量使用這些技巧。

這不是一門課程，但這些工具和策略將支援任何完善規畫的實用課程。有些策略跳脫教育環境中慣用的傳統教法，其理由將後續探討。換言之，這些策略不需依特定的發展順序，學生適用與否，取決於個別的需求和能力表現，部分建議是作為下決定時的考量。

視覺工具的設計本身並非行為方案，但所討論的工具可以支援許多完善規畫的行為方案。許多案例證明，當視覺工具強化學生的溝通和環境時，其他行為方案的需求將大幅減少或取消。跟著行為方案設計視覺工具，可以協助引導方案的設計，闡明使學生成功的特定細節。

這本書不會是全部，這只是開始，期盼這些概念可以引發你更多的想法。最好的資源不是提供對策來像影印機般複製，而是引發創造個別獨特需求的解決方法。

現在挑戰來了：想像你正進入一段有趣且深具挑戰的視覺之旅。這旅程永無止境，總有更多使用視覺工具的機會。

不聞不若聞之，聞之不若見之；
見之不若知之，知之不若行之；
學至於行而止矣。

第一篇

視覺溝通入門

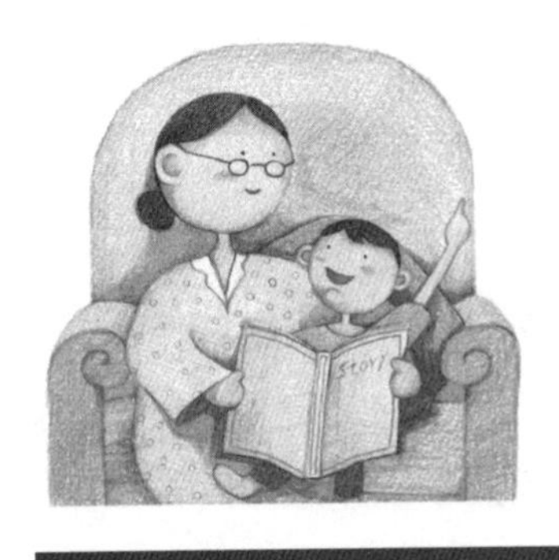

第一章　什麼是視覺溝通？

有效的溝通不會恰好發生，而是訊息的發出者與接受者共同努力，來達成溝通目的。那些溝通疾患患者的溝通特別的困難，幸運地，利用視覺輔助溝通過程，可以明顯提升他們成功的參與。

什麼是視覺輔助？

視覺輔助是透過我們看到的事物來促進溝通。從肢體動作到環境線索，視覺輔助利用人們以視覺獲取訊息的能力。視覺輔助是溝通不可缺的一環，提高有效的接收、處理、行動及表達，故有效使用視覺輔助是個人溝通系統的關鍵部分。視覺輔助包括下列形式：

1. 肢體語言。
2. 現存的環境線索。
3. 組織及提供訊息的傳統工具。
4. 為特殊需求而設計的工具。

肢體語言

溝通訊息深受到為用來溝通和澄清訊息的自然以及形式化的肢體動作所影響，這些肢體動作包括：

- 臉部表情。
- 身體方位和接近的位置。
- 身體姿勢。
- 肢體動作。
- 伸出、碰觸、指示。
- 視線接觸、視線凝視、視線轉移。

詮釋和使用這些自然肢體信號的能力，深切影響溝通的成效。

現存的環境線索

現存環境包含豐富的視覺訊息，想想看：

- 家具的擺設。

- 人和物的位置和動作。
- 印刷資料如符號、信號、標誌、標籤及價格。
- 書面文字、告示板、選擇單及菜單。
- 包裝、機器或商店位置的說明。

能夠詮釋環境中所見事物的意涵，是協助我們有效自主生活的關鍵。

組織及提供訊息的傳統工具

大部分人使用或發展多樣的視覺輔助來協助安排生活。想想看你如何利用：

- 行事曆、日誌。
- 時間表、電視節目表、電影場次表。
- 購物明細、筆記、清單。
- 符號、標籤。
- 地圖。
- 支票簿、電話簿。
- 安裝或操作說明書。

教導溝通障礙學生使用這些常見的視覺工具，會是訊息溝通系統的重要一環。這些其他學生偶爾使用的技巧，卻常常需特別教導這群學生。

為特殊需求而設計的工具

許多個別化工具被設計來提供特殊問題或情境必要的結構和訊息。一些是改變原有的環境和傳統工具，其他則是專為特殊需求而設計。第二、三、四、五章將提供更多特殊設計所需的細節。

我從未想過我們使用多少視覺訊息，這本書談論的是這些嗎？

是的。首先，這本書將探討如何發展與使用環境中傳統及特殊設計的視覺工具來促進溝通。

評估指南和訓練建議，提供實施這些策略的決策架構。除了受需要與想像力局限外，永無止境又多樣的視覺輔助可以成為學生方案之一。所以實施視覺策略應被視為學生完善溝通的一部分。

從視覺輔助改善溝通中獲益的學生，包括下列的診斷：

- 自閉症
- 失語症
- 注意力缺陷疾患
- 行為疾患
- 雙語學生
- 中樞聽覺處理疾患
- 智能障礙
- 閱讀障礙
- 情緒障礙
- X染色體脆折症候群
- 學習障礙
- 語言遲緩
- 語言障礙
- 腦傷
- 其他

請勿以為視覺輔助獨厚非口語溝通的學生。

誰是這本書的對象？

書中呈現的策略將幫助與中重度溝通障礙學生一起生活或工作的人們。語言病理學家、級任老師及其他教育工作者、家長及其他照顧者，會找到實用的資訊，而顧問、督導及其他方案設計者也會注意到其適用性。

這些概念很實用，不僅在特教界，也用在正規教育環境。許多討論的策略*適用所有學生*，並不止於特殊需求的學生而已。當方案選擇融合和回歸主流教育環境時，學生和教育工作者的教學環境將有所變動。使用視覺溝通策略應考量為強化這些環境的可行方法。當學生的生活橫跨好幾個環境，整合不一樣的人和環境，將是教育系統成功的不二法門。

視覺工具輔助學生提升參與和自主的層次。因此，這本書是提供給任何面臨挑戰，為不同需求學生設計有意義教育方案的人們。

為了方便閱讀，這本書經常以「老師」這個字，代表學生的溝通夥伴、照顧者，或任何相關的人。雖然主要的例子來自於校園，但這裡的任何策略都可以發展或適用在學生所處的其他環境。

誰是這方案的對象？

視覺溝通策略原是為自閉症學生設計的溝通方案之一。根據觀察，許多診斷為這類疾患的學生，其行為特質與溝通能力及障礙相關。為了協助這些學生學習，在他們的教學方案中，加入了多樣的視覺工具和策略。因此，在豐富的視覺線索環境中，大部分學生的理解和參與都提高了。

不要因你的學生不是自閉症而懷疑這些策略。從單一族群的學生學習，我們更了解許多溝通和學習困難學生的學習形式。即使沒有明確診斷，學生依然可以表露這樣的學習形式。

隨著視覺技巧的推展，許多其他診斷的學生已開始使用。事實上，視覺輔助對每種障礙（除了視障）——包括那些無法吻合傳統診斷者，也已證實反應良好。這技巧以不同形式使用在托兒所、幼稚園及許多正規教室。透過設計特殊需求學生融入教學環境的諮詢，一般老師觀察到這些策略亦適合全班學生。

- 托兒所
- 幼稚園
- 國小
- 國中
- 高中
- 成人

我的學生們都用口語溝通，視覺工具對他們有用嗎？

學生是否用口語或非口語溝通都沒關係。雖然視覺工具能幫助學生更清楚地表達自己，但其原始目的是加強學生的理解。

不要因為學生會說，就以為他明白。

自閉症是發生率低的障礙，有特殊需求的學生相當少獲此診斷。目前由於醫療與教育專業團體不斷修正診斷定義，自閉症學生的人數也跟著遽增，卻只有少數教育工作者特別受訓來教導這些學生。事實上，許多專業報告顯示，比起自閉症，人們更喜歡服務其他特殊需求的學生，因為對這族群缺少知識與經驗。當試圖發展這族群的訓練方案時，教育工作者經常發現，對其他學生有用的策略和技巧無用武之地。隨著知識的累積及溝通策略的發展，很明顯的，對其他學生有用的策略並不適用自閉症學生，但使用於自閉症學生的策略，卻能極有效地融入其他學生的方案，尤其是有溝通障礙的學生。藉由了解自閉症學生如何學習與理解，我們也得以了解其他學生。

你提到許多能從中獲益的學生，還有其他人嗎？

別忘了重新評估下列學生：

「他明白我說的每件事。」

※

「這對他太簡單了。」

※

「這對他太難了。」

※

「他已經知道了。」

※

「他不會用。」

※

「他了解，只是不乖。」

※

「他知道我要的，只是不專心。」

一般以為學生能理解和組織的聽覺訊息，比實際來得多，他們不穩定的表現常被歸因於行為問題或是否盡力；所以，上述學生常被診斷為情緒或行為問題。這族群的許多學生，使用視覺工具輔助不同的生活領域後，表現變好。請勿將他們排除在外。

請這樣思考，**視覺溝通策略**的使用，讓許多學生認識到自己的優勢和擅長的技巧，借助發展輔助和方法，幫助他們運用較強的技巧來克服或避開困難。

為什麼使用視覺工具？

因為這些方法有效！完成下列測驗來檢視你的親身經驗：

視覺工具小測驗

1. 你曾利用行事曆記事來協助安排生活嗎？
2. 你有「該做事情」的清單在桌上或冰箱上嗎？
3. 你曾經指著廣告或菜單上的圖片告訴別人想要的東西嗎？
4. 去商店前，你會先列出購物清單嗎？
5. 你曾經讀標誌找出隊伍或出口的位置嗎？
6. 你曾照著食譜煮出美味的晚餐嗎？而每次你想煮那道菜時，會重溫那食譜嗎？
7. 你曾留便條提醒家庭成員該做的事嗎？
8. 在餐廳點餐時，你會瀏覽菜單做參考嗎？
9. 你曾經製作清單讓孩子記得刷牙嗎？
10. 你曾貼便條在浴室鏡子上提醒該做的事嗎？
11. 你曾根據「輕易上手」說明書安裝新腳踏車嗎？

如果上述任何問題你回答「是」，表示你已經利用視覺溝通工具來協助安排生活、選擇、與人溝通或完成工作。我們所使用的這些方法已成為日常生活的一部分。

再回想其他經驗：當你常到喜愛的速食餐廳，你是否注意到自己仍習慣瀏覽菜單或陳列的點心來核對選擇，即使你已經知道要點什麼？為什麼？瀏覽菜單能提供什麼？你其實在使用視覺工具整理思緒和確定選擇。

我們經常使用視覺輔助安排生活，獲得訊息和溝通。這本書討論的就是這類對日常生活有用的視覺工具，並

想想看：視覺刺激砲轟我們的生活。廠商設計複雜的視覺方式，讓人們辨認和記住。我們生活在充滿視覺工具的環境，提供我們訊息並操縱我們的行動，就像我們被電視這樣的視覺媒介所吸引。

為我們的學生延伸這些概念。這是關於如何利用這些輔助支援溝通與互動的書，內容也談及如何利用視覺輔助協助安排環境及促進學生的學習。

為何視覺溝通重要？

試著想像從收訊不良的收音機收聽球類錦標賽。另一基地一再出現電波大聲干擾，讓你很難聽清楚廣播人員的聲音。當你吃力地收聽時，必須靠近收音機，閉上眼睛，叫周遭的人安靜。這樣的經驗是不是近似學生無法注意和理解聽覺訊息？

自閉症患者可以對世人敘述他們的感覺，透露出他們難以傾聽、調整或理解聽覺輸入。曾有人提及她在溝通時遭遇到的困難，譬如：在電話中說一件不在現場的事物，明顯比在事物現場談來得困難。她無法了解電話中所談的事，但一旦走到現場，她就可以理解了；其他的人也提及他們對聲音敏感或無法選擇性傾聽。

還有人難以回答沒有寫下來的問題，提到在吵雜的環境裡無法專心交談，但假如有東西可以看，談起來就比較容易專心。他們真正要告訴我們的是：

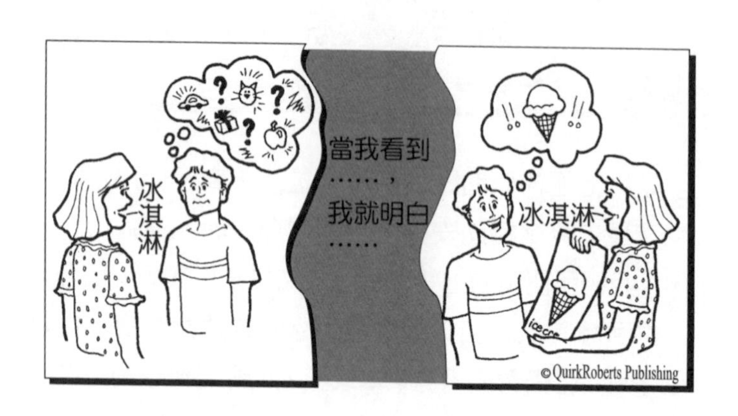

這樣的說法對***大部分***自閉症學生是對的，還包括其他許多有特殊需求及仰賴視覺學習的人們。

想想看，有多少學生在我們的教育環境下，行為被冠上如聽覺障礙、易分心、注意力缺陷疾患、過動兒、聽覺處理問題、聽覺記憶缺陷等名稱。他們聽覺受損雖有不同的原因，但仍在以聽覺為主的環境生活與學習。人們與這些學生溝通最普遍的方式是透過聽覺管道，但相對的，這些學生也展現視覺技巧上的優勢。事實上，稍加觀察，這許多學生的視覺記憶或視覺詮釋技巧，都遠比其聽覺表現佳。為何不強調這樣的優勢？

你有答錄機嗎？辨認其中訊息有時是不是一大挑戰？當人們留的是一大堆像名字、住址及電話號碼的資訊，你覺得如何？如果能夠重播多次來獲得詳情是不是很棒？想想看生活和學校的例行事物，其實不易做到立即重播。

為何視覺訊息比聽覺訊息易了解？

關於這部分的答案，想想你在下列情境中的經驗：

你曾經到過比較精緻的餐廳嗎？服務生遞給你一份菜單，然後連珠砲似地告訴你今日六種特餐（鱈魚和橙烘烤等等）？在那樣的情況下，大部分人們聽了特餐後，還會重複問好幾次細節。口頭菜單是短暫的訊息，很難處理，也很難記住，因為總是來去匆促。

你可能不理特餐優惠，寧可看菜單上印好的菜色來點餐。這樣，在選擇時你就可以來回瀏覽。不論經過多久，菜單上的文字和圖片會不變的逗留在原位。此外，假如菜單是法文，你不會說，你就可以點選，服務生會知道你要的。書面菜單並非短暫的訊息，會持續保留到你利用訊息達成目的為止。

證據顯示，聽覺處理有問題的學生，很難處理快速變化的聽覺訊息。這意謂著，一般話語的短暫線索和飛快速度，對這些學生是嚴苛的挑戰。視覺刺激源不是短暫的訊息，會持續到學生處理完資訊。視覺訊息在某種程度上，考慮到這些學生的功能類型。

「有時，人們要對我重複某句子多次，因為我只聽到一小段，這方式使我費心將句子分割成許多字，留給我不熟悉且無法思考的訊息，這就好像有人亂按控制電視音量的開關。」
唐娜・威廉斯
市井小民

你有過這樣的經驗嗎？打開收音機或電視當作「背景音樂」。突然，你意識到他們正說著你要的電話號碼，但當你注意聽的時候，講述者已經說完，轉移到其他話題，沒有機會「立即重播」，學生的感覺是這樣嗎？

「我常延遲回答，因為我必須花時間，費心整理出他們所說的話，壓力愈大就愈糟。」
唐娜・威廉斯
市井小民

當你說「視覺」時，我想到圖片，你的意思是這樣嗎？

「視覺」這名詞，涵蓋你所看到的任何事物。肢體語言、實物及任何印刷品，都可以成為溝通的視覺輔助。不過，這些東西不具價值，除非學生可以從中獲得意義。學生將了解到能獲得最大好處的輔助是：

- 容易辨認。
- 容易了解。
- 普遍能了解。

圖片是最普遍的媒介之一。想想廣告業如何與我們溝通訊息，他們利用豐富的色彩、有特色的標誌、照片、圖片及少量的文案，有效地抓住人們的注意力。為什麼不斷努力推陳出新呢？想必投入的經費和發展科技研究的數量相當可觀。

視覺輔助形式的選擇，依學生的能力、環境和可得到的而定。第八章將更仔細地討論這一點。現在，只要記住本書的任何視覺工具可發展成各種形式，而你所選擇的形式必須符合學生的能力水平和現行的教育目標。

為何這些人使用視覺表現較好？

取得訊息、處理訊息及產生有意義的輸出或反應的形式，這許多階段都可能會失敗。這或許有許多解釋，考慮下列兩種有助於了解本方案學生感受的說法。

一、難以轉移和重新注意

自閉症學生很難流暢且準確地控制注意力的轉移和重建。當前的研究指出，小腦的缺陷影響感覺輸入的調節能力。早期習得的社會和溝通技巧，要求能夠很快地詮釋社會互動間迅速起伏的動力，這需要快速選擇、排定優先順序及處理訊息。這些學生的神經系統無法適當地執行這些功能。研究者指出，這至少在某種程度上，造成自閉症初期冷漠、不參與的行為和聽覺不一致的障礙。相較之下，這些人偏愛不變的、墨守成規的事物（Courchene, 1991）。

二、難以注意重要的聲音和忽略背景雜訊

另一現象也被提及。一般的環境同時存在許多聲音，有溝通意圖的訊息與關門聲、搓弄紙張聲及環境中其他的聲音抗衡。正常的聽眾可以忽略背景雜訊，選擇性地注意重要的溝通訊息。然而，有些聽眾無法做到，他們等量地接收所有聽覺訊息。由於無法選擇性傾聽，造成全有或全無的「聲音接收機器」——這是無效的系統。

現在，回想我們對短暫及非短暫訊息的討論。溝通方式如口語、手勢、動作表達是短暫的，只逗留非常短的時間。那些要求連續處理短暫訊息的工作，是自閉症和其他溝通障礙患者的弱點。相對地，這些學生顯示詮釋非短暫訊息（譬如：視覺）的優勢，這是以「完形」形式處理。完形的意思是，訊息的詮釋應為一整塊，而不是成分的分析（Prizant & Schuler, 1987）。

記住這種詮釋環境的形式，設想難以轉換和重新注意的學生，試著要抓住嘈雜環境中短暫聽覺訊息的要點，

想想看！你如何集中注意力和忽略雜音，譬如當背景有音樂的時候，你可以閱讀或與人談話嗎？許多參與本方案的學生，無法成功處理那樣的情境。

有一群語言學習困難的學生，他們並不是用正常模式詮釋他人的話或習得口語表達。對他們而言，有目的的語言常以片段或大量的方式出現，但他們缺乏能力有效了解更多特定文字的使用及更微妙文字和文法的差別。譬如當有人問：「你好嗎？」學生回答：「很好！」假如問題改成：「你幾歲？」學生可能還是回答：「很好！」假如例行指著空牛奶盒，告訴他「放到廢紙箱」，他會照做。假如你仍然指著空牛奶盒，指令改成「放在櫃檯」，紙盒最後可能還是在廢紙箱，這些學生是完形學習者，他們學習「一大塊」，無法妥當地分析這大塊中的小片段。

這些學生可以適當回應短的片語或例行指令。然而，即使不是完全不懂，他們還是難以理解更複雜的語言。他們對視覺線索的學習優於聽覺線索。一般常見的教學技巧是增加語言的輸出，利用更多敘述和指令，其實恰好與這些學生的需求背道而馳。

表達性溝通問題通常最顯而易見，難以注意和處理訊息不易被清楚界定。究竟學生能多巧妙地利用環境輔助，將造成其溝通能力的明顯差異。

有些學生出現所謂的「慢郎中」（slow processing）型態。他們接受訊息、詮釋和有系統地回應，所花的時間比一般人長。你可以想像學生在處理過程中，若經常被重複的要求打擾，導致每次都得從頭開始的情況。

再加上可能是「全或無」的收聽形式，可見接收短暫聽覺訊息，對這些學生是極端困難的技巧。這是了解環境的無效系統，學生還沒注意聽，話卻已經說完了。

相反地，視覺（非短暫）溝通訊息的呈現，提供孩子在訊息消失前注意的機會。視覺訊息的穩定性，讓學生有時間解除、轉換及重新注意。這樣的過程讓許多學生明白他們用看的比用聽的好；更何況，持續可見的視覺訊息，使學生能有足夠的時間注意或在需要時回顧，以記住溝通時所要的訊息（Quill, 1995）。

當你了解到多少學生在教育環境下，行為被冠上如聽覺障礙、易分心、注意力缺陷疾患、過動兒、聽覺處理問題、聽覺記憶缺陷等名稱，造成他們障礙的原因雖很多，至少了解部分困難的緣由，可提供設計訓練方案有用的見解。他們聽障的原因容或不同，但仍在以聽覺為主的環境生活和學習。人們與這些學生最普遍的溝通方式是透過聽覺管道；與此同時，他們卻顯露出視覺技巧的相對優勢。事實上，這群學生許多的視覺記憶和視覺詮釋技巧，遠優於聽覺表現。

利用視覺工具促進溝通互動和輔助理解所提供的非短暫性基礎，讓溝通更有效。這是善用學生的優勢，而不是在他們最困難之處提出更多的要求。當習慣以視覺工具提供訊息和指令時，這些學生的理解力明顯提高。對許多中重度溝通障礙者而言，利用視覺輔助溝通，比只是跟他們說話更加有效。

終於明白了，我開始要了解。我們討論的包括口語和非口語的學生嗎？

決定是否需要視覺輔助，無關乎學生的說話力，而是學生的理解力。視覺輔具對口語和非口語的學生都有用。

人們普遍認定學生所理解的比實行的還多。擅用口語的學生因大量拾人牙慧，特別容易被蒙蔽。他們能說，並不代表了解每件事，他們所顯現的口語能力，會被曲解為全面的溝通能力。

觀察學生的說話能力或其他表達自己的方法，容易判斷他們的溝通能力；但不要忘記，表達只是溝通環節的一部分。

視覺溝通工具的使用，不是取決於學生的說話能力，這些工具對口語和非口語的學生都有用，如何使用是依據學生從中接收和理解的能力而定。

這些建議重新將教學焦點放在理解，因為這攸關學生的行為和學習。這本書建議的視覺溝通工具，應視為同時提高接收和表達技巧的工具。其中，有許多被當作接收的工具，提供學生資訊，而附帶的效益是提高學生的表達意圖。

這本書注意到這些學生相對的優勢和缺點，並調整溝通環境來迎合他們的需要。這不僅是利用視覺工具促進溝通的過程，也創造了更有效的溝通互動環境。

老師不是這樣做了嗎？

觀察教育環境，通常只看到少數視覺輔具。大部分人很少使用視覺工具；只有少數人大量且一貫地使用，並盡可能整合融入教室的訊息中。

什麼是手語？手語是一種視覺媒介

我很高興你提問。當使用視覺策略被提及，通常會浮現手語話題；畢竟，手語是視覺性的。

在本書的內文中，視覺溝通策略的發展強調兩大目標：

目標1：以非短暫特性的媒介來溝通

別忘了，有效的視覺輔助大部分在於工具所提供的非短暫訊息，考量到許多學生所需的處理時間。手勢是短暫的訊息，移動、存在，然後消失。

目標2：使用普遍可理解及快速認出的符號

手語沒普遍被了解。事實上，即使受過一些手語訓練的人，也會被不同系統的手語和學生不精確的手勢所混淆。雖然手語在許多溝通系統中有其地位，但也有其限制。

好處是什麼？

學習手語已經是一些學生意圖溝通的入門。許多報告顯示，非口語學生透過手語打開他們的溝通世界。有趣的是，教導手語後，有些非口語學生開始交談，就好像投入手語動作刺激了口語動作的發展。

從接收的觀點來看，手語搭配口語說明，往往是抓住學生注意力的有效方法。與其他溝通工具相較，雙手總是如影隨形，不會被遺忘且方便攜帶。對於那些生活在以手語溝通為主（例如：聽力障礙社區）的人們而言，這系統使具認知能力的學生能以精密的系統溝通。

問題是什麼？

考慮那群溝通疾患學生的情形。別忘了，這許多人無法有效處理短暫訊息；此外，他們可能皆有語言理解、動作計畫、注意力、抽象陳述理解、記憶及使用其他輔助技巧的困境。直到教育方案倡導手語發展後，一些正向的成果才漸與這些困難取得平衡。

- 動作困難的學生無法重複手語所需的精細動作。
- 由於動作和記憶困難，學生自製個人化手語。
- 如果介紹太多手語，許多學生無法有效詮釋其細微差異。
- 實際上，那些學習大量手語語彙的學生，只能有效地和少數人溝通，因為人們多半不懂他們的語彙。
- 手語是讓需要借助非短暫特性、完形、具象型態來學習的學生，試著學習短暫的、分析性的及抽象的系統。
- 手語不是通用的理解系統，很多人不懂手語，尤其是學校以外的社區。

我不該使用手語嗎？

不是。但為了有效運作，必須審慎地設計學生的溝通系統。為此，如果使用手語列為學生的溝通系統之一，這選擇應該和其他具非短暫訊息、普遍及具象特性的視覺工具及輔具需求取得平衡，因為有效的溝通系統包含這兩個系統元素。

一般的教室（或溝通環境）是什麼狀況？

在一般的教室中，大多數老師與學生以口語溝通，家庭和社區也是如此。我們知道許多學生的視覺表現優於聽覺，然而大部分時間，他們仍生活和學習在弱勢溝通技巧備受挑戰的環境。

既然教室以聽力為主，學生該如何反應？

自閉症、溝通障礙或行為問題學生的老師和照顧者通常會觀察學生參與的方式。常見的描述包括：

「他真的很不穩定。」

「她只做想做的。」

「他操控每個人。」

「她不專心。」

「他始終『不注意』。」

「他很執著常規，即使事物已變動。」

「她不能處理變動。」

「當我們做些更動，他就會出現行為問題。」

這些觀察者也很容易提到學生的傾聽能力：

「他了解我說的每件事，只是做得不恰當。」

「他的確知道我要的。」

「他了解我的意思，只是固執；當他想做的時候就會做。」

即使學生的表現和參與不穩定，老師仍確信學生了解

不遵循指示被解釋為學生的選擇性行為。

身為教育學家，我們是以「口語刺激」和「擴充口語」策略訓練出來的「口語」學生，就功能上來看，可以說是「講太多」。當孩子做的愈少，我們就說的愈多。觀察真實生活互動顯示，許多學生被口語砲轟的程度，遠超過他們期望能理解的。

仔細觀察顯示，這許多學生難以有效使用所處環境的聽覺資訊，問題不在於聽力，而是在於注意、接收、處理、產生意義及反應所聞訊息的過程；尤其當我們嚴格審視這些學生的功能時，了解到他們深切依賴手勢和其他視覺線索，並在環境中建立例行的訊息。總之，他們對周遭要求的理解是依據片段視覺訊息和預期常規的組合，而不是對特定口語訊息的了解（Prizant & Schuler, 1987）。

你可以舉例嗎？

這裡是一例：

瓊從學校回家，站在走廊，母親牽著她走到衣櫃說：「脫下外套，把餐盒放到廚房。」瓊跟著指令去做。瓊到底是回應指令，還是因先給予線索而依例執行呢？

這是另一個例子：

午餐後，馬克開始幫忙清理桌子。當他拿起杯子，老師指著水槽，告訴他把杯子放到水槽。馬克把杯子放到水槽。是什麼線索讓他有此反應？他是從老師的口語接收到較多訊息，還是從所看到的實物及手勢？

再看看這樣的情境：

老師遞給瑪莉一個空牛奶盒，告訴她放在老師的桌上。瑪莉帶著空盒子走到廢紙簍丟掉。什麼線索對瑪莉有意義呢？她是根據紙盒聯想到習得的常規來回應。

我們應該教導學生不採用這些線索嗎？

這些學生注意手勢和情境中的線索不好嗎？當然不

關注下述情形的學生：
- 他只是操控。
- 他的行為像聾子。
- 她不穩定。
- 他非常容易分心。
- 她封閉在另一個世界。
- 他只是做想要的。
- 她不專心。
- 我知道他了解，只是不想做而已。
- 她了解我所說的每件事。
- 有時他很進入狀況，有時則否。
- 她不喜歡聽。
- 她很固執。
- 他會做其他事，應該就可以做這個。

是，所有溝通者皆深切依賴視覺訊息來精確詮釋訊息。研究者是如此描述正常的溝通訊息：

55%視覺的

□我們見到的事物如：

✓手勢

✓臉部表情

✓肢體動作

✓環境中的物件

37%嗓音的

□聲調

□速率

□強度或音量

7%口語的

□所說的確實語彙（Mehrabian, 1972）

如果我們已經確認訓練方案中的學生了解聽覺訊息比一般人差。想想看！在溝通中，他們實際理解到的口語有多少？

那些學生無法完全了解周遭預期或即將發生的事物，導致他們不合作或依賴。***他們只能精確地詮釋片段的溝通訊息***。所以，觀察溝通障礙學生是否能夠利用和理解輔助訊息很有用，意識到他們能理解多少口語訊息也很有幫助。換言之，了解什麼樣的線索對學生的理解衝擊最大，明顯影響計畫的設定和訓練目的。

如何使用這些資訊？應該考慮什麼以符合這些學生的需要？

考慮這些情形：

想到這些學生是以 90%視覺和 10%聽覺溝通。雖然這些數字只是藉由觀察，不是有意義的統計證據，但這數字提供了一些想法、一種態度。對於 90%視覺和 10%聽覺類型的學生，你如何溝通？你如何教育他們？其實，許多學生的功能就是這樣，即使他們的聽力正常。

你如何教導以 90%視覺和 10%聽覺溝通的人？

改變方案可提供學生適齡的溝通技巧嗎？

當和有特別需求的學生共事，專業人員期望矯正和消除他們的困境。往往我們的工作不是專門「矯正」或「治療」孩子，但孩子的障礙或可辨認的學習型態卻總是存在。教育的目的是拓展學生個別最佳能力，宜以三個適當又實際的目標為終極。

1.教導技巧

需要幫助學生發揮最大的潛在技巧。他們需要學習策略，讓溝通互動更有效、能勝任、普遍，且廣為社會所接受。

2.教導代償性策略

學生使用視覺輔助達成目標，有利於提高參與度和獨立，而獨立是當然的長期教育目標。

3.改善環境以達到最佳學習

利用這些學生如何學習的知識，改善環境及創造教育策略，使他們有機會更有效地學習，並在有限的時間內達到最佳效益。

一般環境仰賴口語為基本溝通方式。然而，對有些學生而言，利用視覺優勢可使溝通更有效率。

為了不冒著被說是「神奇療效」的風險，比較安全的說法是，幾乎所有學生使用視覺工具作為部分溝通系統時，都能從中獲益。

這些想法讓我重新考量學生的方案目標

借助「眼睛的溝通」來觀察學生與他們的學習環境，結果令人鼓舞。當評估溝通的參與度時，請同時考量接收和表達的元素。當需要傳達訊息或創造環境的支援時，宜考慮視覺輔助。實施視覺輔助是綜合性溝通系統中重要的一環。

有許多需要考慮的，可從何處開始？

現在開始研究及探索視覺工具範例的使用。

第二篇

視覺溝通工具範例

創造視覺工具的目的：視覺工具被開發為輔助溝通的方法，當溝通問題存在時，會中斷溝通的一貫性。這時，環境就需要重組、行為需要改變，可以運用視覺工具來協助這過程。本篇章試圖提供不同形式的多元範例來刺激你的思考。這些範例因能橫跨各年齡層及能力，而被選來示範其用途。

這部分將分成四個章節來協助說明視覺工具的選擇考量。

- 提供訊息的工具。
- 有效指引的輔具。
- 組織環境的視覺策略。
- 促進環境間的溝通。

內容亦包括舉例說明如何發展工具以符合特殊需求，你也會注意到章節之間自然的重疊，許多工具可以發展一個以上的功能。

這些工具適合什麼年齡與能力的學生？

任何構想都可依個別需求設定適當程度的輔助，這裡呈現的觀念適合從小到大的學生，這些策略能應用於嚴重智能障礙到資優程度的學生，許多學生將因這些工具所提供的具體結構而受惠。

建議瀏覽這些範例時，考量你方案中的學生。開始時，想想看這些一般性概念如何運用在學生的情境中，特定格式將依據個別化使用的許多考量變動。第四篇將會更特定討論如何評估學生、分析環境及設計已決定使用工具的細節。

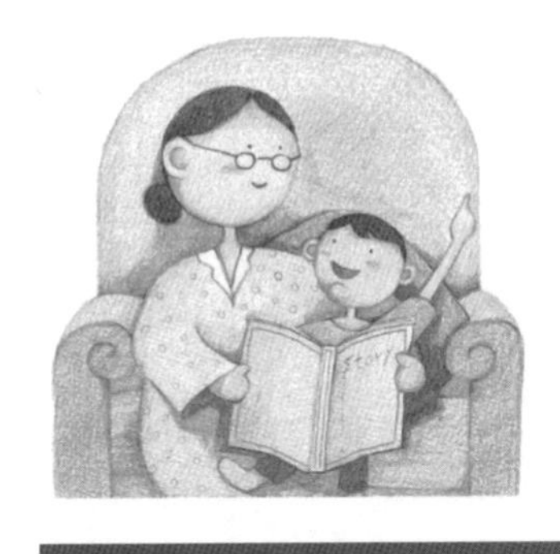

第二章　提供訊息的工具

溝通的主要功能是提供訊息，在一般的學校或家庭裡：

- 大部分的訊息是以口語傳達。
- 往往以為學生已經知道或記住特定的訊息。
- 以為學生已經知道，導致幾乎沒有提供訊息。

視覺輔助如時間表和行事曆等工具的功能，主要是以邏輯的、結構的、順序性的形式提供訊息。大多數人使用一部分這類型的輔助來安排日常生活。我們方案中的學生也可以從中獲益。不過，由於有些學生無法從這些傳統形式的工具取得足夠的訊息，所以改良及強化以增加可用的訊息，將使這些工具更有意義。

提供學生具象化的視覺訊息，幫助他們掌握一天當中可能造成混淆或挫折的許多事件。這些工具提供必要的結構，讓學生更容易處理那些困難的情境。

以視覺的形式呈現訊息：

- 幫助建立和維持注意力。
- 提供學生快速且容易詮釋的訊息形式。
- 闡明口語訊息。
- 提供教導如時間、順序、因果關係等概念的具體方法。
- 提供可以了解和接受改變的結構。
- 協助活動或場所之間的轉換。

想像一次旋風式套裝的歐洲旅遊，七天遊六個城市，你發現導遊忘了給你旅行指南，每天你不知道要去哪裡？會看到什麼？何時用餐？令人洩氣嗎？有多少我們的學生，每天就是感覺這樣的生活，這是他們墨守成規與例行作息的原因之一。

時間表

設置時間表來確認教室的流程，將使你的努力得到最大回報。這在促進學生的了解與合作有許多好處。時間表讓教室更有系統，從而幫助學生的表現更穩定。

但學生都知道例行作息，時間表真的必要嗎？

很容易以為學生知道他們的時間表和例行作息，但實際上他們經常不知道、不記得、不確定、不想做應該做的或分心等等。時間表幫助澄清工作人員和學生之間的訊息，有助於把學生拉回當下的活動。此外，時間表可以成為環境中許多其他溝通工具的基礎。

時間表提供學生訊息如：

- 今天發生什麼事？（正規活動）
- 今天發生什麼事？（新的、不同的、不平常的）
- 今天什麼事沒發生？
- 事件的順序是什麼？
- 按慣例預期的事，有什麼改變？
- 什麼時候停止某一活動，移往下一個活動？

每日時間表：星期二		
	8:00	團體分享
	8:30	遊戲時間
	9:00	故事時間
	9:30	點心時間
	10:00	戶外活動
	10:30	音樂
	11:00	操作時間

範例

問題：克里斯早上八點上巴士，他渴望地看著隨身的便當盒，宣稱要吃午餐。當老師告訴他必須等到午餐時間才能吃，他開始大發雷霆。

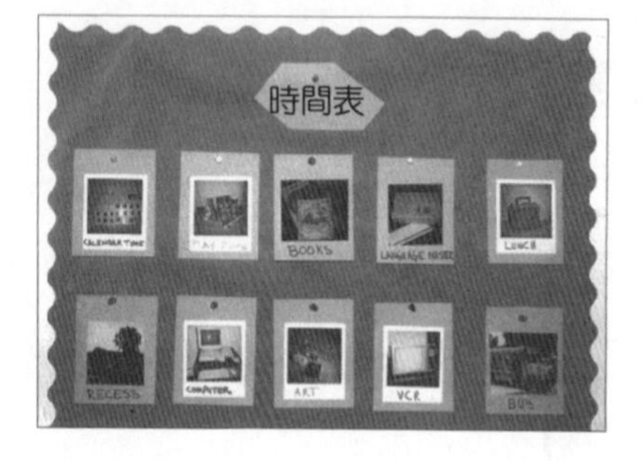

解決方法：口語的反駁像「現在你不能吃，你必須等到午餐時間」無法安撫克里斯。那是什麼時候？幫助他了解，設計一個每日時間表引導他依事件的順序，一直進行到午餐。然後，當他早上想吃午餐時，你可以參照時間表，指出午餐前要進行的活動。時間表幫助克里斯建立清楚可遵行的常規。

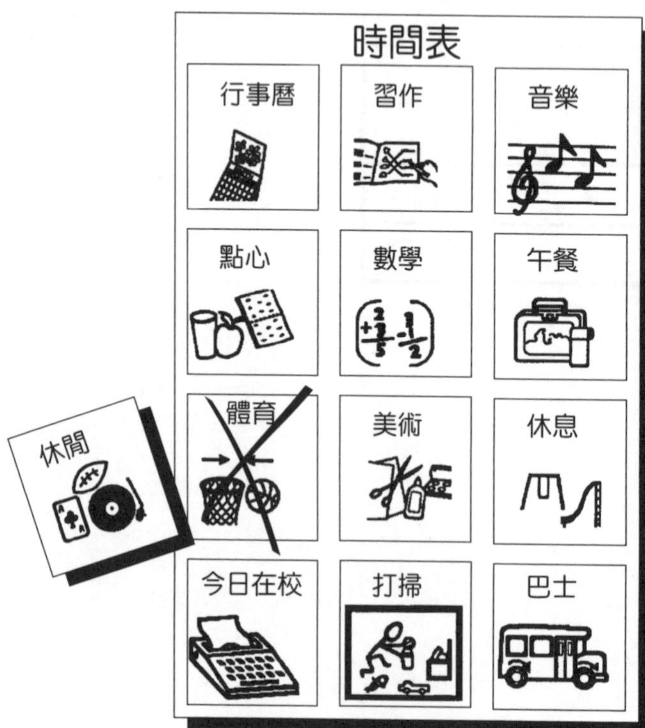

問題：卡爾知道每天午餐後去體育館。有一天，體育老師請假，卡爾因為例行作息變動不能去，而大發脾氣。

解決方法：設計卡爾的每日時間表，包含體育課。然後，藉由劃掉或遮住體育課，呈現替代活動來讓他看到變動。讓卡爾參與更動時間表上的活動項目以協助了解。

問題：莎拉難以和班上同學進行相同的活動，當某一活動時間到了，另一堂課開始時，她都不願意換。活動期間，她不待在團體中，而是在教室逛或跑到遊戲區，把玩具拉出來。

解決方法：利用時間表，幫助莎拉建立一套活動改變時的例行程序。當改變時，回到時間表，拿掉上一個活動，並確認下一個活動。假如莎拉離開，利用時間表引導莎拉回到當下的活動，指出並告訴她：「時間表上說＿＿＿＿＿＿＿＿＿＿」。

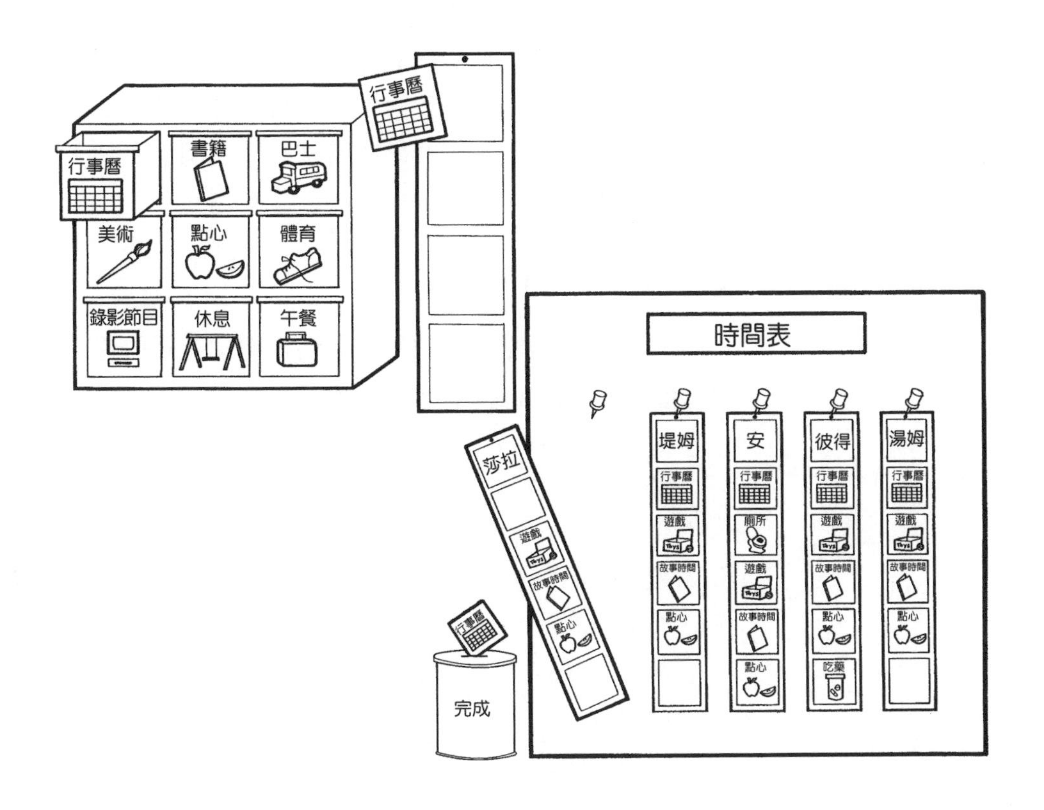

如何設計每日時間表？

1.把一天分成幾節

確認那些對學生明顯不同的段落，注意如下的例子：

- 從一個房間換到另一個房間。
- 在教室換座位（從大桌子到個別小桌子，或從坐在地毯角落到對面排成圈的椅子）。
- 換到不同材料的活動。
- 換老師。

列出一天當中的每一個活動既不需要，也不太可能，這會使時間表的製作太麻煩。選擇學生最重要或最有意義的主要活動，涵蓋多少視學生理解而定。別忘了，迷你時間表也可以製作出詳細的特殊時段或個別活動（詳見迷你時間表，36 頁）。

2.命名每節時間

從學生的觀點，確認每節的名稱傳達有關位置或整體活動的概念。嘗試下述的名稱：

安排時間表	*職能治療*	*音樂*
職務	*工作時間*	*烹飪*
午餐	*準備午餐*	*打掃*
數學角落	*廁所*	*團體分享*
有氧運動	*電動遊戲*	*團體時間*
獨立工作時間	*體育*	*休閒*
休息	*遊戲時間*	*圖書館*
逛街	*習作*	*美勞*
電腦實驗室	*16 教室*	*音樂*
今日在校	*蘇太太的教室*	*校外教學*

有些活動的名稱非常特定（有氧運動），其他較一般性（工作時間），不同的活動可以包含在不同天的同一時段。

令人驚訝的是，許多教室從一個活動換到另一個活動，並沒有給學生即將進行事物的特定名稱。想想看，如果你做的事情沒有名稱，或在不同時間叫不同的名稱會有所困擾。

個別學生的特殊需求可以加入主要或個別的時間表。

吃藥　　　　*廁所*　　　　*職能治療*

3.選擇呈現的系統

選擇學生容易辨認的形式，希望他們能夠快速且穩定地認出那些項目，如果符號的辨認愈省力，學生從活動時間表得到的好處就愈多。為全班設計時間表時，宜選擇讓所有學生容易理解的形式。最好是用每一個學生可以理解較為簡單的形式，而不是更複雜且與團體脫節的。

考慮使用：

- 書面文字。
- 統計圖表、線條畫。
- 照片。
- 符號、標誌、實物。

結合文字與部分圖解形式，經常是最好的選擇。使用圖片時，標上有關活動的正確文字。許多摘自圖畫書或語言方案的圖片，已經被標示做不同用途。當你用圖片溝通時，更換圖上的文字以明確表達。標示那些項目可以提高效能，因為：

- 提到某一活動時，每個人將使用一致的專門用語，結合圖文的系統，使大部分學生能更快地辨認。

- 許多學生將跟著圖學習認字。

4.選擇格式

為誰設計：

- 團體時間表？
- 個人時間表？
- 兩者？

如何取得時間切割點：

- 需要在特定的時間協調鐘聲和學校的活動？
- 活動的順序比特定時間讓學生更容易理解？
- 上述兩者的一部分？

看起來像：

- 掛圖？
- 複印分發的傳單？
- 在一本書、文書夾、三孔活頁夾裡？
- 塑膠片或紙張？
- 寫在紙上以摺疊放入口袋？
- 符合皮夾大小？
- 可掛式筆記板？
- 寫在黑板上？

需要多大：

- 大到整個教室都看得見？
- 小到可以放進口袋？
- 小手可操縱？
- 「正常」大小不致引起特別注意？
- 可攜帶符合個人搬動的需求？

擺放的位置：

- 掛在牆上？
- 放在小桌或大桌上？
- 放在口袋？
- 放在個人文書夾、紙夾或書本？
- 其他？

要多方便搬動：

- 學生大部分時間待在同一教室？
- 學生會換到數個場所？

5.決定一早學生如何參與準備時間表

每天一大早應該安排一些活動的形式，讓學生有機會設計和討論他們的時間表。參與組合時間表很重要，如果學生積極參與，而不只是看著其他人準備東西，比較能將訊息內化。

活動為何：

- 老師替班級寫下或組合時間表。
- 學生觀看並和老師討論。
- 學生用紙筆、打字機、電腦重製時間表。
- 學生在文書夾組合自己的圖解時間表，抄錄主時間表。
- 學生影印老師的時間表。

如何掌握時間表的準備？

- 個別活動。
- 團體活動。

小提醒：讓學生準備組合時間表，是幫助他熟悉一天活動的重要關鍵。這活動的經營方式視學生的年齡和理解能力而定，但積極參與是使用時間表方法最有用的元素之一。

6.決定全天如何運用時間表

老師或學生參照時間表，指示活動結束。

製作活動常規：

跟隨一些例行的動作來告知轉換：

- 劃掉或核對完成什麼。
- 圖片翻面。
- 拿掉表上完成的項目。
- 確認下一個活動。
- 指出新的活動並使用口號。
- 轉移到新的活動。
- 視需要帶著時間表的圖片或實物，或其他可見線索，引導轉換至新的場所。

發展口號：

讓使用及改變時間表的過程成為一種語言活動，老師或學生應該談到整個活動轉變的過程。

跟著例行動作（建議如上）使用口號：「休閒時間結束，現在是工作站時間」，這過程幫助學生注意到轉換，教導他們安排例行事務，使他們能夠更獨立掌握情境。

鼓勵學生積極地加入喊口號，即使沒有口語或語言受限的學生也應參與這部分。試著使用填空的方式，「休閒時間結束，現在是______」，確認學生輪流填空，不論用什麼方式。他們可能輪到拿掉圖片、做手勢或口號，重要的是輪到他們時，要提出一些東西。許多學生經由這活動反覆使用的口號，習得顯著功能的語彙。

學生如果有較多的語言，就能參與簡單口號外的溝通。聊聊什麼結束了，接下來要做什麼，這是好的時機來討論：

- 將發生什麼？
- 去哪裡？
- 需要什麼材料？
- 遵循什麼規則？

7.如何使用時間表？

最藝術、美麗、美好的時間表無法達到效能，除非整合成為日常計畫的一部分。

- 跟著做。
- 如果你不跟著做，就換掉。
- 讓時間表成為例行作息的重要部分。
- 當溝通相關訊息時，能持續回去查閱。
- 當作有用的工具。
- 在方案中給予足夠的時間有效使用時間表。
- 讓時間表指引生活環境的結構。
- 當作促進交談和豐富語言的資源。

小提醒：將時間表整合至日常活動流程，以達最佳效益。

8.利用時間表與人溝通

每日時間表是非常好的資源，幫助提升學生與人溝通其生活的能力。時間表可以當作工具，支援不同環境的人們溝通所需的資訊。

- 利用時間表作為輔助與人溝通的工具。
- 帶時間表或影本回家。
- 利用時間表幫助創造一種家庭與學校的溝通形式。

促進環境間的溝通（參見第五章）將詳盡闡述使用時間表訊息提升溝通機會的方法。

迷你時間表

每日時間表幫助指引學生一天的主要課程和轉換段落，把每項活動和變動納入其中會太繁瑣。**迷你時間表**是補充每日時間表實用又便利的方法。迷你時間表是在較短的時段或特殊的活動課程中，引導活動的選擇或順序。

例子：每日時間表指示現在是烹飪時間了，學生到他的迷你時間表找出準備食物期間他要做的是：⑴三明治；⑵冰紅茶；及⑶排桌子。

迷你時間表可以不一定要和每日時間表同一格式。因為迷你時間表通常指引一天較小的部分，所以能盡量包含需要的細節，以達成目標。

有這麼多浮動的時間表不是很混淆嗎？

如果結合得很好就不會。有效的安排方式是以每日時間表上同樣符號標示迷你時間表。然後，學生學習辨認主時間表的活動，並尋找迷你時間表上相同的符號，兩者之間有明顯的關係。提供這些工具的存放位置很重要，可以在需要時方便取用。

迷你時間表能達到什麼目的？

有兩個主要的目的：

1. 像每日時間表，提供學生將要進行的活動訊息。
2. 迷你時間表提供優秀的架構，教導獨立的工作習慣，根據時間表，學生掌握從一個活動換到另一活動的能力，這步驟可延伸到在不太需要督導下，執行較長時間的活動。

範例

去衣櫥
掛外套
掛背包
把筆記本放入籃子
家庭聯絡簿

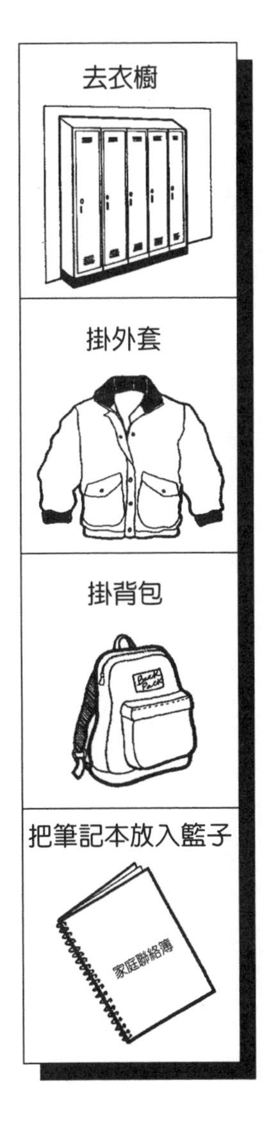

問題：從校車下來到進入教室的轉換期間，傑克出現各式各樣的行為問題。他經常忘了帶書包、坐在走廊上或企圖從工作人員那兒跑開，由於還沒進到學校，他沒有機會組合他的每日時間表來提供架構。

解決方法：設計包含從校車到教室每個環節的迷你時間表。看起來，傑克很受轉換過程的行為和運作影響，以致忘記什麼是實際應該做的。藉由指示告訴傑克什麼是下一步，能幫助他忽略分心的事物，專注在下一個有目的的活動上。工作人員要傑克帶迷你時間表參照，往往在執行順序的步驟時，他們會一再重複這過程。

問題：保羅難以照教室慣例完成工作。當需要完成一連串步驟來處理例行事務時，他會被周遭的冷氣、電腦及其他事物分心。一般事務如早上到校等事件都令人沮喪，因為保羅比其他學生需要更多的指示或一再提醒。

解決方法：製作迷你時間表指引保羅例行事務，幫助他更獨立。

主時間表列出一整天每一時段的一般活動，迷你時

時間表和迷你時間表格式

	主時間表	保羅的迷你時間表	瑪莉的迷你時間表
8:30	到校	外套 便當 給老師筆記 廁所 遊戲	
8:45	問候		
9:00	學科	製作購物清單 電腦作業 廁所	製作購物清單 剪折價券 備錢
9:30	點心	排桌子	製作果汁 收食物 清理
10:00	購物		
11:00	烹飪	製作法國土司	排桌子 拿出調味料 準備點心
11:30	午餐		
12:15	整理儀容	吃藥 廁所 刷牙 洗臉 梳頭髮	

間表則指引學生在每個時段內活動的個別程序。有兩類迷你時間表：

1. 輔助執行一般不變的例行事務。
2. 提供某一時段的資訊，指引那些每天或例行性會改變的特殊活動。

迷你時間表只在學生需要時使用，譬如到校及整理儀容時間，保羅需要時間表提示以遵行常規，瑪莉則不需要輔助就能夠執行這些重複的常規。兩個學生都有活動改變時段的迷你時間表，那些迷你時間表每日更換，以適應每日的課程計畫。

問題：老師希望學生學習在較長的時間獨立作業。她希望他們在沒有老師的提示下，能夠開始並完成一項工作。然後轉換到下一項工作。

解決方法：製作一些迷你時間表，指引學生獨立進行一系列的活動。

每日時間表列出主要活動時段，每個學生有份迷你時間表夾，以那時段時間表上相同的文字和符號標示。老師或學生準備迷你時間表，包含那時段要完成的個別活動。

每日時間表宜有**教室準備工作**時間。一大早，當學生組合時間表，他們到**教室準備工作**看板選擇特定的**教室準備工作**，放入文件夾裡。然後，當時間到了，他們拿出**教室準備工作**的迷你時間表，回想那時段所選的活動。於是，學生跟著迷你時間表完成所選任務的順序。

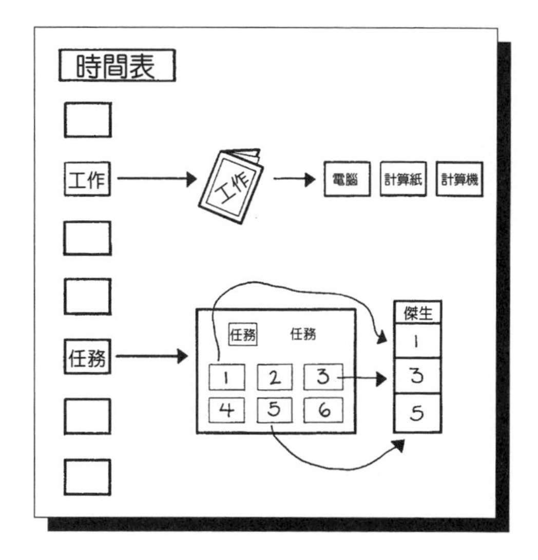

如何製作迷你時間表？

製作迷你時間表會遵照製作每日時間表相同的一般步驟。不過，要記得迷你時間表不需要完全照每日時間表的形式也很重要。譬如教室的時間表是以黑白線條畫成，但迷你時間表宜考量個別學生需求及所納入的特殊項目，以照片、寫好的清單或任何最適合的形式設計。或許，教室時間表是掛在公布欄或帶在學生的口袋裡，但迷你時間表則是小圖畫書形式或掛在工作區。

小提醒：每日時間表通常適合管理全班，形式應盡可能一般，以符合廣大需求。迷你時間表則讓規定時段更個別化，其形式設計可更鎖定特定的個別學習目標。

重點：時間表可以：

- 提供學生生活的資訊。
- 幫助學生看到他們生活世界的邏輯和次序。
- 當作討論和分享日常事件的溝通輔具。
- 改善詞彙與語言技巧。
- 協助形成時間觀念。
- 教導順序和先後。
- 減少或消除與活動轉換或改變相關的行為問題。

能預測或預期一天的活動，提供學生能掌控、安全及獨立的感覺。
當學生難以停止或轉換到比較不喜歡的活動時，老師可「歸咎」時間表，「時間表說，現在是＿＿＿＿時間」。

小提醒：時間表可作為完善規畫方案中，其他許多溝通工具的支柱和基礎。用在時間表上的圖片和文字是為了標示，讓場地、活動或其他溝通工具更有條理。接著的章節將提供更多如何運作的例子。

行事曆

行事曆是教室常見的工具，然而，使用的方式在不同環境明顯不同。傳統的行事曆活動如列出日子、日期、哪週的紀念日、哪年的月份等，對許多學生來說功能不高——尤其是那些嚴重障礙的學生，行事曆有其他較不常見的方法可以支援這些學生。

忘了背誦日子的活動！我依賴個人行事曆生存，我有一個可以放在手提包的行事曆，如果不見了，我就會迷失。我從沒想過相同的方式對學生有好處。

是的，行事曆恰好對學生一樣有用。行事曆成功地協助學生安排生活、了解順序和時間觀念，並提供有用的資訊。考慮放入行事曆所有學生想問和想知道的事情。行事曆通常告訴學生：

- 哪些天是上學日或休假日？
- 何時舉行定期的特殊事件或活動？
- 何時舉行不定期的活動？
- 實地考察或校外教學？
- 何時有人拜訪或離開？
- 某人要來或離開多久？
- 預約如看醫生、剪頭髮的日期。
- 放學後，誰在家？
- 何時保母來？
- 哪一天學生要提早放學或晚到學校？
- 午餐菜單：何時帶來以及何時採購？
- 何時帶東西到校或帶回家？
- 何時帶錢？帶多少？

這是該做的事項

製作教室行事曆

教導學生從行事曆中得到資訊。每日時間表應預留部分時段查看行事曆，檢閱將進行的事物。

製作居家行事曆

大部分家庭會有一份日曆掛在某處。即使日曆在那裡，我們方案中的學生不見得會使用，不會試圖用來提供他們生活中特定的訊息。有效的居家行事曆——在某種程度上——應讓學生能了解每個家庭成員的訊息。給學生專屬的行事曆，不要試著放上所有事情，只要那些重要的即可。

開發個人行事曆或每日記事本的運用

設計包含學生生活私人訊息的個人行事曆。為了增加個別的責任和獨立性，教導學生製作自己的行事曆來安排生活；教導他們如何記錄訊息，以幫助提醒他們的責任所在；教導他們例行檢查行事曆來獲得訊息。現代商業界的趨勢是攜帶某類每日記事本，教導學生使用此方法。

範例

問題：山姆非常喜歡游泳，媽媽每星期四帶他去社區游泳池。而自星期五開始，他一天會問媽媽好幾次同樣的話：「今天我們要去游泳嗎？」口語回應他的要求，無法成功地減少其固著性問題。

解決方法：使用行事曆提供山姆資訊。媽媽在冰箱上掛一個行事曆，在每星期四上面放表示游泳的圖片。媽媽教山姆如何在每天結束時劃一個×，然後看還有多少天才到游泳日。一旦行事曆放在冰箱上，媽媽可以用來回答山姆的問題。當他問起，媽媽帶他看行事曆，指出今天的位置告訴他：「沒有游泳」。星期三，她會告訴他：「我們明天去游泳」；星期四，她跟他說有關今天游泳的事。每次山姆問游泳的事，媽媽帶他查閱行事曆。一陣子之後，媽媽觀察到山姆每天獨自去看行事曆好幾次。同時，他的問題明顯減少，行事曆給了他想要的資訊。

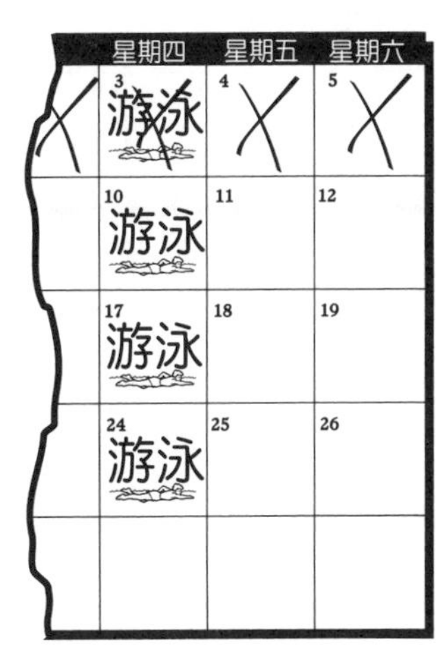

星期四，山姆的問題突然增加，他知道今天是游泳日，但不知道是什麼時候。媽媽使用表示晚餐的圖片，指出游泳在晚餐之後。媽媽在冰箱上的行事曆旁邊，固定一張晚餐和游泳圖片，用這一套圖片來回答他的問題。再次地，一旦山姆了解圖片的意義，他開始用這來回答自己的問題。

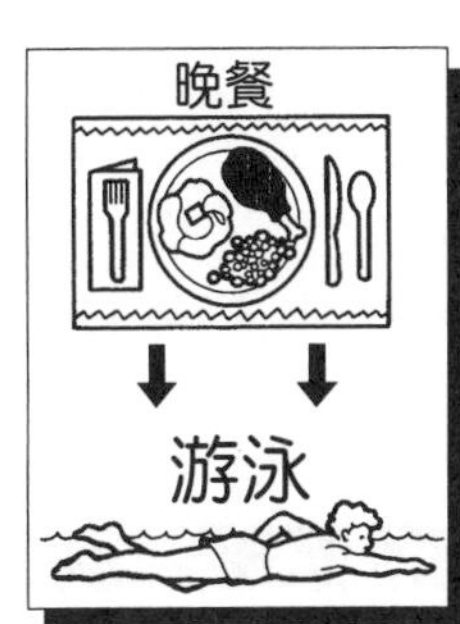

	星期四	星期五	星期六
	3 游泳	4	5
	10 游泳	11	12
	17 游泳	18	19
	24 游泳	25	26

問題：山姆難以處理行程改變。如果他期待的某一特定例行事務被改變，媽媽可以預期會面臨一連串明顯的抗議性行為問題。游泳停課一週，媽媽要避免預期會衍生的問題。

解決方法：為了幫助山姆了解，媽媽在游泳圖片上，放一個「不」的標誌，告知山姆有些不一樣。之後，媽媽決定計畫另一替代性活動，讓山姆那天仍有外出，冰淇淋圖片加在行事曆「沒有游泳」的旁邊，所以媽媽可以告訴山姆關於行程的改變。當山姆已經習慣使用行事曆，媽媽就能夠加入更有意義的行程訊息，減少山姆的固著性問題，幫助他掌握改變。

問題：提姆很難記得住帶什麼去學校或何時要帶東西，因為在課程中，他有幾天要帶午餐、有幾天要到自助餐館吃，其他日子則需帶錢去商店買煮午餐的材料。父母和老師從未成功地試著讓他負起更多記住的責任；提姆很少成功。

解決方法：星期五，老師和提姆坐下來，討論下一週的活動。提姆在行事曆寫下每天的特定需求，然後帶回家。媽媽教提姆每晚查看行事曆，作為「準備明天」的例行事務。之後，提姆就能負責打包午餐或準備好隔天的錢。

星期日	星期一	星期二	星期三	星期四	星期五	星期六
		1	2	3	4	5
6	7 打包午餐	8 熱餐 $1.50	9 逛雜貨店 $2.00	10 打包午餐	11 麥當勞 $3.00	12

問題：傑理的父母要離開去度假一週。這期間，他將和保母住在一起。傑理的父母擔心他不了解他們會回來。

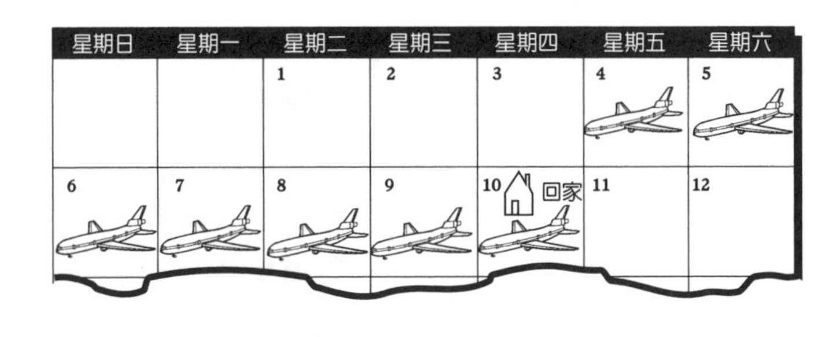

解決方法：傑理的父母設計一個行事曆，告訴傑理要出去的天數。由於他們將搭機離開，便告訴傑理他們要做什麼，並使用飛機符號表示離開。他們放一張不同的圖片來表示回家的日子。傑理的保母可以用行事曆告知傑理，父母仍外出，還有幾天才回來。

問題：史考特的父母面臨相似的情境，離開史考特的時間，將比平常還久。因為史考特曾坐過飛機，他們揣測若他知道沒帶他去，會心情不好。

解決方法：他們決定使用行事曆，但聚焦在標示史考特要做的事，而不是父母的活動。他們告訴史考特，他將去「有游泳池的珍妮家」。由於史考特偶爾週末才去珍妮家，他們開始在他要去的時候使用符號，以便長途旅行的日子來臨時，他會自在使用。

星期日	星期一	星期二	星期三	星期四	星期五	星期六
		1	2	3	4	5
6	7	8	9	10	11	12
13	14	15 珍妮家	16 珍妮家	17 珍妮家	18 珍妮家	19

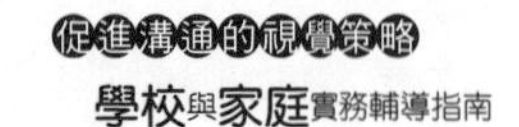

重點：行事曆能：

- 提供學生可以了解的資訊形式。
- 傳達每日、每週及每月事件的工具。
- 回答學生問題。
- 教導變得更為自主的策略。
- 提供學生一些組織的策略來自我管理。
- 幫助學生了解生活的邏輯和次序，並教導順序及前後。
- 減少或消除學生因不了解進行中事物，而不願或難以改變的行為問題。

小提醒：行事曆可以應用於廣大不同能力的學生。成功使用行事曆概念，不需要能說或讀的學生；知道或能詳述一週幾天、一年幾月，也不是必備的條件，有意義的使用行事曆，實際上不需要此技術。

選擇板與清單

「選擇板」經常設定為學生使用視覺溝通的入門，可說是最簡單且普遍使用的溝通工具之一。從許多選擇中選出某一食物是立即的增強；即使是溝通意圖很低的學生，這也是教導指認和請示的有效方式。做選擇經常是教導非常嚴重障礙學生的首要功能之一。

當你去最喜歡的速食餐廳，你依循什麼慣例？即使你已經知道你要什麼……，即使你經常點同樣東西……，即使你知道菜單上有什麼……，你是否仍然會看菜單？為什麼？查閱菜單幫助你：

・記得選了什麼。
・組織你的想法。
・協助下決定過程。

我和學生在點心時間使用選擇板，有更多可以做的嗎？

當考慮提供學生訊息的清單時，選擇板的概念可以非常寬廣。清單運用在非食物選擇，和吃以外的其他活動都很棒。考慮清單或事物的選擇如：

- 休閒活動？
- 跟誰工作或遊戲？
- 去哪家餐廳？
- 去哪家商店？
- 你想做什麼工作？
- 唱什麼歌？
- 進行什麼遊戲或活動？
- 輪到誰了？
- 去哪個工作場所？
- 參訪什麼地方？
- 吃什麼點心或正餐？
- 要不要參與活動？

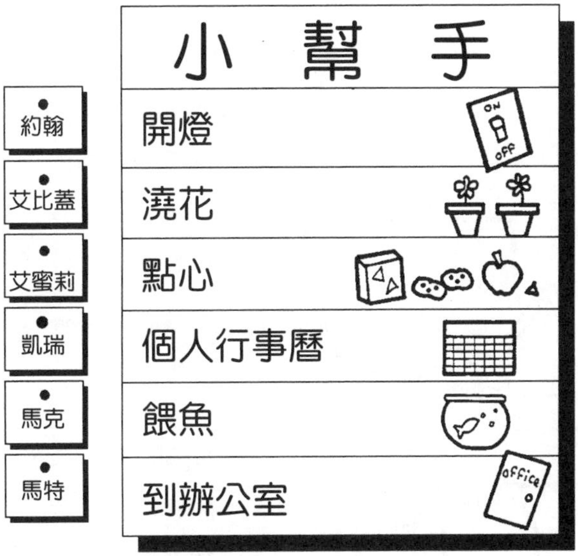

小幫手
開燈
澆花
點心
個人行事曆
餵魚
到辦公室

約翰
艾比蓋
艾蜜莉
凱瑞
馬克
馬特

清單告訴你有哪些選擇，在做決定前提供瀏覽所有選擇的機會。

小提醒：選擇的項目可以某些印刷形式呈現，但往往以實物呈現也很方便。無論使用哪種方法，讓學生能看到選擇傾向比只用口語請示好。

這主意不錯，但我不是應該為學生做選擇嗎？我是負責的人，由他們「做主」並非好的紀律。

賦予學生做選擇的機會，是讓他們能更加掌控自己生活的方式。有機會自己決定能增加參與度。其實，提供選擇不表示學生會造反，你仍然負責——你控制選擇權，決定學生能選或不能選的時機。

但不是所有選擇隨時可行，你如何處理？

清單告知學生某一項目何時可以選。更重要的是，清單告訴學生什麼時候是不可選的；這對時機不恰當，卻堅持某一選擇的學生特別有幫助。視覺工具如「不」的標誌、時間表或行事曆都可以協助釐清這些情境，讓我們看看這些工具運作的一些方式。

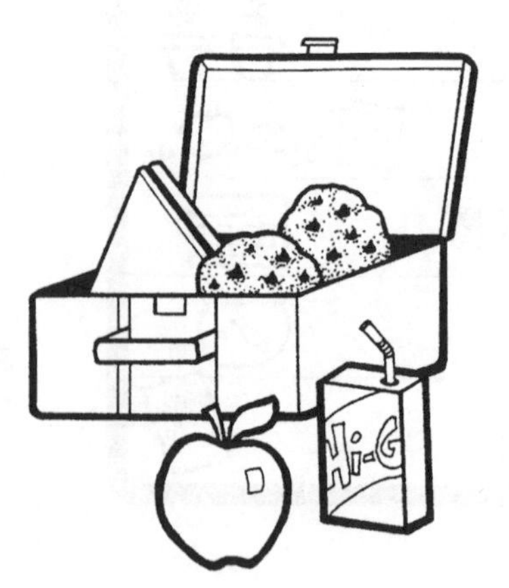

範例

問題：點心時間，老師打開傑奇的午餐盒，選擇其中一樣食物給傑奇，傑奇把食物扔掉。

原因：傑奇其實想要午餐盒裡另一樣食物，那是他抗議的方式。

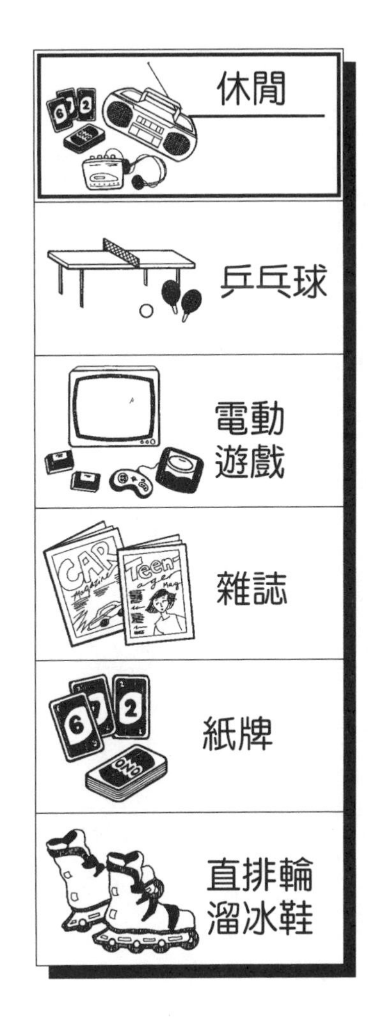

解決方法：讓他查看午餐盒的所有食物，給他機會選擇（此外，傑奇需要學習以更令人接受的態度表達抗議）。

問題：自由時間，雪莉老是選同樣的活動。

原因：她喜歡那活動，可能不記得還有其他活動可選擇，她已經建立難以改變的慣例。

解決方法：為雪莉提供活動選擇清單，有些人會建議不要放雪莉喜愛的活動在清單上，因為不希望她花時間做。但另一包含這活動在內的策略可能更有效，當雪莉選擇喜歡的活動，讓她做一會兒，然後，做些改變。請她蓋住清單上喜歡的項目，另做選擇。重複這些過程，讓雪莉可以多體驗幾樣選擇。如果雪莉試著再選喜愛的活動，告知她那活動「已經做完」。

問題：史帝夫要求有機會看錄影節目，那不是他現在可以選擇的活動。

原因：不是已經做了，就是不方便，或老師不希望選擇看錄影節目。

解決方法：蓋住清單上的這個項目或使用「不」的標誌，表示不行看錄影節目。處理這樣的情境，人們傾向把這選擇從清單上移除。問題是，即使這項目不在清單上，史帝夫仍記得，他會持續一再要求。把該項目保留在清單上，老師可以利用清單作為工具，表達不行。蓋住或使用「不」的標誌是提供史帝夫更多訊息的方式。他可能不喜歡這樣的答案，但至少了解所表達的情境，如果這是固著的問題，看錄影節目只能在特定的日子，採用行事曆告知史帝夫何時可以選擇。

小提醒：當有些人不希望學生要求的時候，從溝通工具中移走某一符號。但當學生想起這項目和要求時，沒有符號呈現將更難溝通，造成問題。其實，保留這項目或符號仍有用處，老師可以聽取學生的要求，把注意力轉到不可行的事實，驅使其另外選擇。這策略提供更有效的溝通。

重點：選擇板和清單：

- 提供機會教導可接受的請示行為。
- 拓寬學生可選擇的範圍。
- 協助做更多元的選擇。
- 增進有效溝通。
- 提供可信賴的方式指出不行的事情。
- 減少特異性的要求和抗議行為。

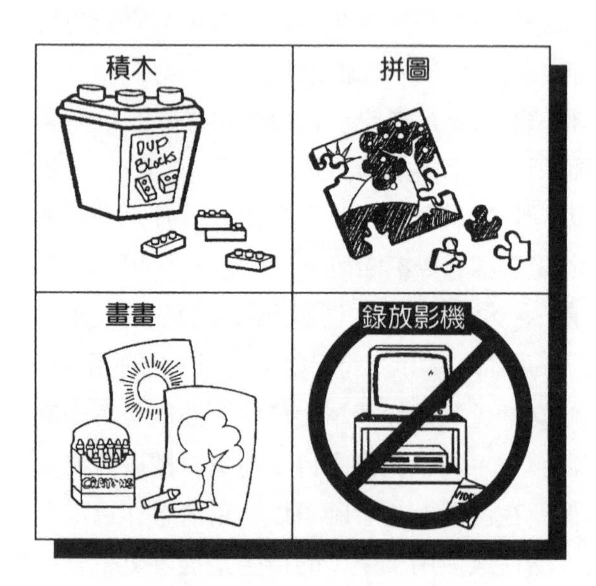

溝通「不」的訊息

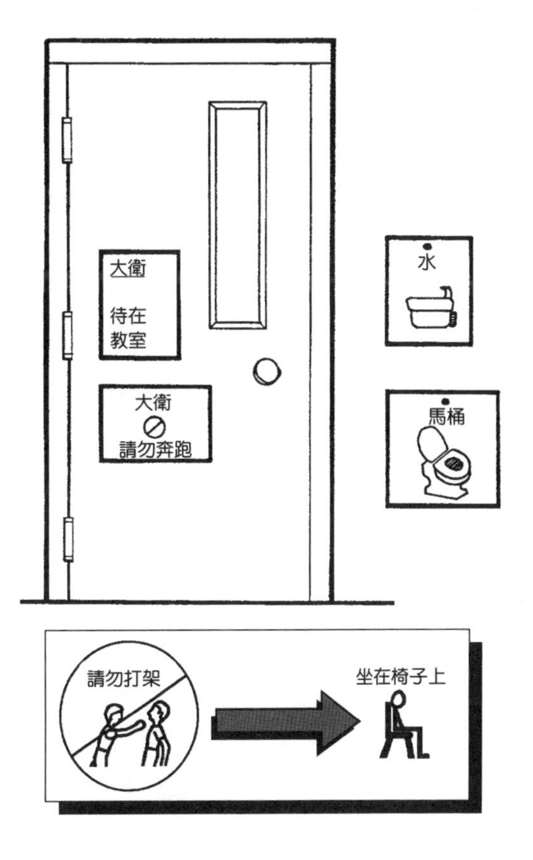

當提供學生訊息時，讓學生知道什麼不可以或不能選擇，與給他們做選擇一樣重要。告知學生下列事情往往有助於澄清訊息：

- 什麼不能選擇？
- 什麼行為不被接受？
- 什麼事情不會發生？

決定選擇什麼項目放在選擇板或清單上是一大挑戰。常見的是老師考慮想要的幾種選擇，只是找出學生確實想要的，並非選項之一；學生渴望的項目可能因為某些原因，老師不希望列入學生的選項。利用視覺形式澄清，可支援相互了解。

同樣地，能夠清楚溝通什麼行為是不被接受的也很重要。什麼是你不希望學生做的？什麼是不會發生的事件？視覺策略用具體的形式溝通這些概念。

不是以正向代替負向方式告知事情比較好嗎？不是要告訴他們什麼即將發生或什麼正向行為是你希望他們表現的嗎？

雖然以正向態度呈現學生訊息最令人嚮往，但提供負向的訊息同樣有用。包含正向和負向訊息的工具，讓溝通清楚。

這聽起來是好主意，你如何執行？

國際性的「不」（⊘）標誌，經證明有助於視覺化表達這概念，可擺在圖片旁邊、上面或單獨使用，即使是對印刷資料認識有限的學生也很容易辨認，其他表示「**不**」的方式包括從選項中把項目翻面、蓋起來、劃掉或移除。考慮這些情境：

範例

問題：老師在櫥櫃存放一些供應品，她不希望學生打開。湯姆持續逛到櫥櫃看。他取出東西，帶著在教室走動。

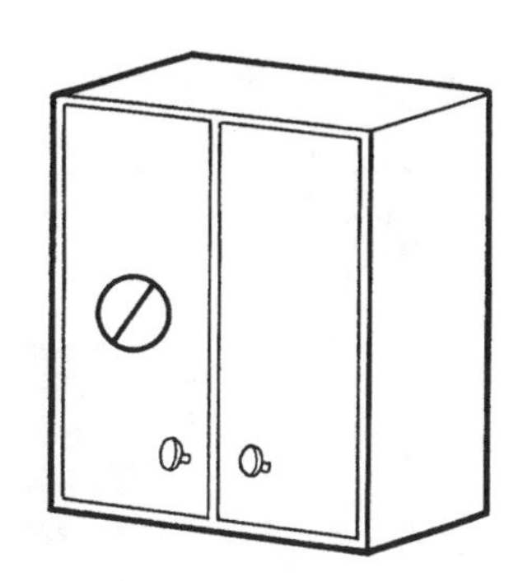

解決方法：放「**不**」的標誌在櫥櫃上，提醒湯姆不可以去，當他走到櫥櫃時，給他看標誌，提醒他標誌怎麼說。

問題：文斯認定家庭錄放影機為迷人的玩具。當他在有錄放影機的房間時，他不斷地丟下玩具，壓機器上的按鈕。即使父母重新引導他玩玩具，過不久，他又跑回去玩按鈕。

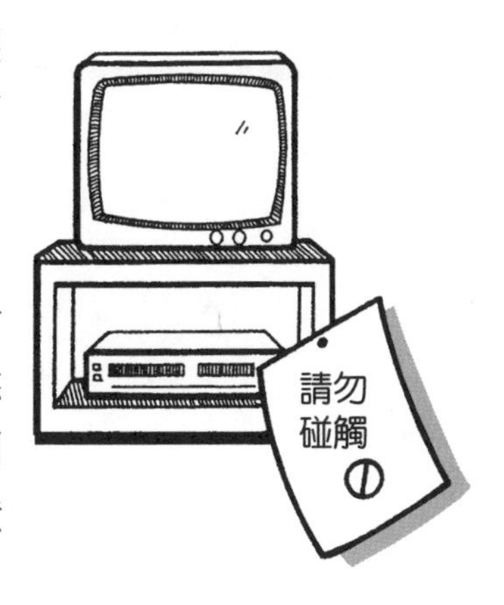

解決方法：在錄放影機上放一個「請勿碰觸」的標誌，每次文斯走到錄放影機時，給他看標誌，告訴他不可碰觸。如果他能說，請他重複這規則；然後，重新引導他回到玩具。標誌的目的是提醒他規則是什麼，為了使這方式順利運作，教導文斯標誌的意涵很重要。

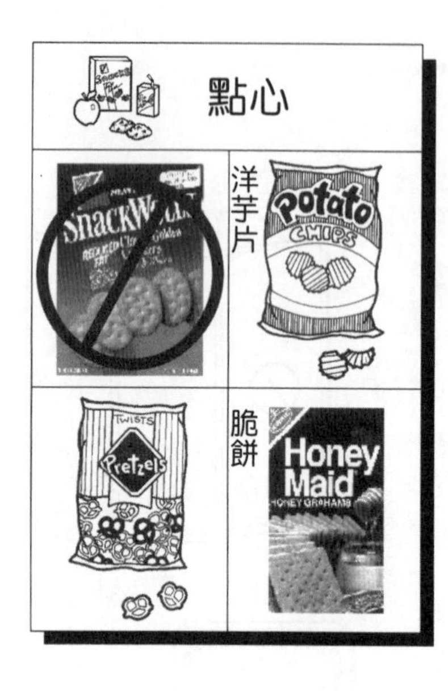

問題：達爾有一樣最喜歡的點心，不論在場有多少點心，他都會選這特定的。然而，盒子總有空了的時候。當被告知已經沒了，達爾似乎不了解，他需要學習知道那是什麼意義。

解決方法：這是教導「**不**」標誌意義的最佳時機。當餅乾盒空了，將盒子倒過來，宣稱「沒有了」。讓達爾參與放「**不**」標誌在盒子上或點心清單的圖片上。將這過程戲劇化，在你和達爾將標誌放好位置的時候，朗誦口號如：「餅乾沒有了。」重複你的口號一段時間，以增強發生的事。然後，引導達爾另做選擇。就現在或購買前，如果他一再要求餅乾，保留可用的空盒子，以幫助重複這過程。

問題：凱文對於生活例行事物的安排非常沒有彈性。他知道每星期二媽媽會早一點從學校帶他回家看醫生。某一星期二行程改變，媽媽沒來。在前往學校前，媽媽告訴他這件事。但當往常媽媽接他的時間到了，凱文開始踱步。他不記得計畫變動，行程更動讓他變得相當煩躁。

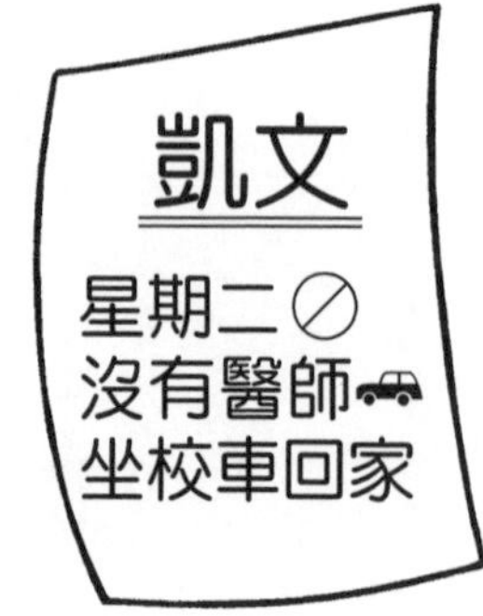

解決方法：當情境再次發生，媽媽在一張便條上寫下變動，放在凱文口袋。這方式有效！凱文一整天持續查看這紙條，幫助他掌握計畫的改變。

小提醒：移除項目會失去機會溝通。保留下來看得見，就能在試圖溝通時用來澄清訊息。換言之，試著從可選的清單中拿掉該項目，但保留下來以便使用、蓋住或放到旁邊，讓該項目仍可以作為溝通的工具。

小提醒：以視覺形式溝通「**不**」的訊息，可以併入成為行為管理方案的一部分，或作為發展其他溝通目的的視覺工具之一。

重點：以視覺方式溝通「**不**」的概念幫助：

- 讓溝通清楚。
- 加強學生理解。
- 減少混亂。
- 協助學生記得什麼是不可行或不被接受的。
- 減少或避免許多行為問題。
- 提供學生穩定一致的提示。
- 減少老師提示或重複需要的量。

人的位置標示

每個人在哪裡？在生活中不知道重要的人在哪裡，常常讓學生感到不安或挫折。當人們的慣例改變或他們來去不可測時，可能造成問題。慣例改變時，許多學生發生困難，因為期待的人沒出現。所以若學生到達時是代課老師，一天可能就毀了；晚上不確定在家會發生什麼事，可以毀了一整天；明天在校的不確定性，則可能毀了一整晚。

我沒想過學生如此受這些情境影響，我猜他們只是有困難或趁機利用情境。

對變動有困難的學生很在意人的改變，造成功能障礙。這時，僵化和儀式性行為就會增加。

提供這些學生更多視覺化訊息，可以減少不安及幫助妥善處理將發生的情境。

人的位置標示，提供下列訊息：

- 今天誰在這裡？
- 誰不在？
- 某人在哪裡？
- 誰待會會來？
- 某人哪時候來？
- 誰原本要來，卻沒來？
- 誰原本不要來，卻會來？

我試著記得告訴學生哪些事會發生，難道不夠嗎？

這些訊息容易被認為對學生沒那麼重要。如果告訴他們，我們認為他們會記住及了解，但事實並非如此。把這些訊息視覺化，可以幫助學生有機會隨時回顧，以記住和強化會發生的事。提前給予學生訊息，可以避免許多困難，且讓我們看看如何運作。

範例

問題：唐尼的媽媽一星期工作三天，有些天，他下課回來媽媽在家，其他日子，保母或其他家人會在校車處接他。唐尼每天問上千次誰在家，人們也懶得回答這永無止境的問題。由於他一直固著在這主題，在校時他很難專注其他活動。

解決方法：製作視覺工具讓訊息清楚。當唐尼開始問此問題，鼓勵他查看工具來獲取所需訊息。最後，當他需要時，他已學會查看工具；口語確認的需求就會大幅降低。

星期日	星期一	星期二	星期三	星期四	星期五	星期六
		1	2	3	4	5
6	7 蘇姨	8 媽媽	9 蘇姨	10 媽媽	11 爸爸	12
13	14 蘇姨	15 媽媽	16 蘇姨	17 媽媽	18 爺爺	19

星期日	星期一	星期二	星期三
		1	2
6	7 PT	8	9
13	14 PT	15	16
20	21 ~~PT~~	22 →	23 PT
27	28 PT		

爸爸	在家
媽媽	馬術表演比賽
查特	工作
雷夫	在家
凱瑞	馬術表演比賽

問題：克里斯喜歡上星期二物理治療師的課。偶爾，物理治療師因為不在、開會或其他工作需求更改時間，克里斯無法妥善處理這些變動。

解決方法：製作一個指示物理治療師時段（PT）的行事曆，當物理治療師變更時間，標示這些變動在行事曆上。利用行事曆告訴克里斯課程的變動，更換克里斯每日時間表是提供克里斯訊息的另一技巧，讓克里斯提前知道變動會有幫助。

問題：雷夫相當警覺兄弟姐妹的進進出出，由於他們是活潑的青少年，時常為了學校、工作及社交活動進出家門。雷夫期待他們放學後就回家，當他們沒有馬上回家，雷夫會一直纏著媽媽問他們去哪裡。

解決方法：家人覺得不需要向雷夫做不必要的解釋很重要，但另一方面提供雷夫更多訊息，會讓每個人更輕鬆。所以他們在冰箱上製作圖表，提供雷夫家人的所在與何時回家的訊息。這圖表有助於整個家庭溝通彼此的行蹤，更多的訊息（即使不是很完整）使雷夫安心。

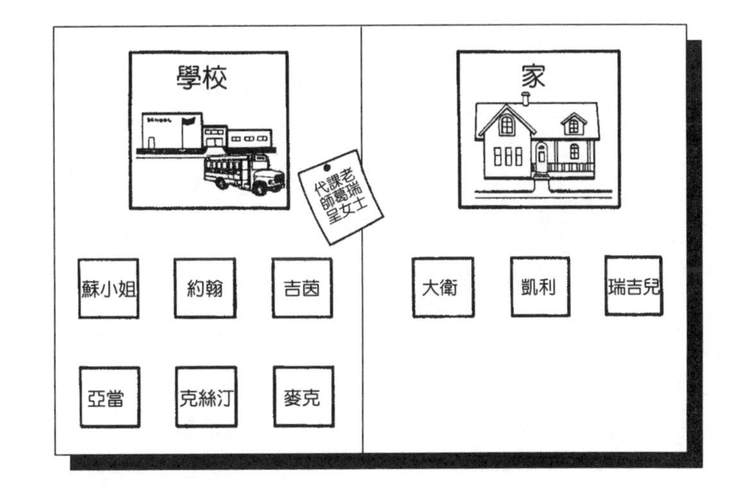

問題：在這群學生中，對其他學生的出席有幾種反應。金妮非常不清楚其他學生的出席狀況，必須幫助她更注意同學；亞當是另一極端，他非常清楚同學的出席，如果他們不在，他會一直問。

解決方法：把誰在和誰不在學校的出席狀況（或誰在家），發展成為晨間例行活動的一部分。這活動增加金妮對同學出席情形的覺察，並提供亞當訊息，減少反覆發問。這活動應包含校園教職員的所在；如果適當，也納入代課老師。

重點：標示人的位置是工具，作為：

- 給予學生生活變動的訊息。
- 協助學生知道和記得對他們重要的人們的所在。
- 減少焦慮。
- 幫助學生接受慣例或預期會發生的事物。

知道學生較沒有彈性，有些父母和老師試著設計無特定結構的環境來克服。不幸地，如果學生真的掙扎著尋找結構，這策略可能增強，而不是降低學生僵化的風格。利用視覺輔助建立架構，讓學生可以更輕鬆的方式接受課表安排。然後，當視覺輔助用來引介改變，學生更容易了解即將發生的事。就這點來看，他可能不喜歡將發生的事情，但因為較佳的了解而有不同的處理。

過渡與轉換的小幫手

停止一個活動，開始另一個活動，或離開位置，到教室另一頭或另一個教室，這種變動過程本身就是挑戰。雖然有些學生不受這些轉換影響，但還是有許多人在變動期間遭受可預期的困難。有些只是不了解發生了什麼事，他們無法理解是怎麼一回事。對其他的人而言，不願改變、執著儀式或慣例，以及其他干擾行為會造成活動混亂。為什麼會浮現這些問題？經常地，不了解改變被認定為困惑之一。大量運用視覺訊息輔助轉換是幫助克服困難的策略。

生活處處是變動，無法避免，什麼是預防問題的「神奇法則」？

沒有魔法，但提供訊息是關鍵。這挑戰是理解學生在那期間的想法或意識到的事物。學生到底如何看待那情境？發展策略有助於避免問題行為，幫助學生完成轉換的例行作業。

我如何知道學生想什麼？那不是容易理解的。

觀察那些「大圖像」，往往可以提供一些事物進行的洞察力，這是常見的腳本：

- 「我喜歡我做的，不要改變。」
- 「我不要停，因為我可能『再也沒機會』做了。」

- 「我不要馬上停，我需要有些準備來應付改變。」
- 「我需要知道何時能恢復這活動。」
- 「我不喜歡即將到來的活動。」
- 「我不了解即將發生什麼或要去哪裡。」
- 「我知道我應該要做的事，但用我的方法讓我更專心。」
- 「我認為我正在做某一件事，但半途我卻發現做的是其他事，使我心煩。」
- 「我將這情境與過去的經驗聯想在一起，我害怕某些之前不喜歡的事即將發生。」
- 「我不要改變，因為如果發生，我感到好像失去控制。」
- 「每當事情不同時，我會抗議，因為這嚇著了我。」
- 「我喜歡例行的事，因為可預計接下來發生什麼，所以任何改變會讓我陷入慌亂中。」

很多時候，當你詢問那些了解學生的人，好好想這些狀況，他們會提出學生為何遭遇困難的說辭。很清楚知道學生的人，有時會關注轉換期間學生的失序行為，卻不能坐下來分析「大圖像」；有時，外來的觀察者反而能提供與學生關係密切者見不到的洞察力。

哇！許多腳本適用我處理的情境，現在我能做什麼？

提供學生訊息是消除或處理許多這類困難的基礎。

視覺化訊息所提供的一致且非短暫的特性，是處理這些情境的必備。這裡有幾個基本的原則：

> 轉換技巧有如一袋工具，以備不時之需。某個學生在一般基礎上，就可能需要很多這些技巧來讓事物進行。另一學生卻只在糟透了的日子、全新或不同事物等特定活動才需要支援。

1.讓學生準備轉換

通知學生轉換來了，有些轉換的時機很明顯，因為活動自然結束了（譬如：遊戲結束、工作完成）。活動將結束時，給學生看活動的實物和材料。

玩遊戲：「有人快結束了。」
「有人快贏了。」
「只剩一些空間、紙牌或一些人可以得到。」

擦乾盤子：「只剩三個杯子，我們就完成了。」

穿著：「只剩一雙鞋子，我們就要去做_____。」

其他時候，活動不會自然結束（聽音樂、打電動玩具）。利用視覺輔助或相關實物來建立改變的程序。嘗試這些技巧：

> 提供學生訊息將使轉換可預期，協助他們了解環境，降低潛在的困難。

讓學生知道活動何時開始，將持續多久：

- 呈現在時間表上。
- 以某一時鐘或手錶指示。
- 設定計時器，示意學生有多久時間。
- 在學生桌上放一張告知五分鐘之內要停止的卡片。
- 藉著規定特定的數量來自然的結束：
  - □「完成兩個謎題」，放兩個謎題在桌上。
  - □「聽完一面錄音帶」，給他看錄音帶。
  - □「唱五首歌」，放五張卡片表示五首歌，每唱完一首歌，拿掉一張卡。

當接近轉換時間，提醒學生：

- 回到時間表，「現在差不多是____時間。」
- 回到時鐘或手錶，「再五分鐘。」
- 設定計時器，「你只能做到計時器響，然後我們要_____。」
- 設計自然的結束，以下列方式表示：

  □「再做三個信封就結束了：出示三個信封。」

  □「再一首歌，然後____。」出示表示一首歌的圖卡。

2.讓轉換過程成為慣例的一部分

教導學生清理或收拾前一個活動的材料，然後拿新活動的材料。這兩樣任務提供他們心理轉換的機會。

意識到轉換是熟悉的一部分慣例，令人可以接受。時間表和迷你時間表輔助從一個活動自然轉換到另一個。

3.提供訊息和線索，使學生準備好迎接下一個活動

或許提供學生機會攜帶物品是最容易做的事：

- 攜帶實物。
- 攜帶迷你時間表到工作區。
- 攜帶供應品到工作區。
- 攜帶採購清單到車子。
- 攜帶毛巾和浴袍一路去游泳。
- 攜帶東西到另一場所給某人。
- 攜帶提供訊息的圖片或卡片：

  □離開教室後的目的地。

  □離開建築物後的目的地。

因為孩子想要逗留，通常父母會提到避免駛經某些商店或餐廳，這種沒有彈性的情形，可透過提供更多訊息過程來緩解。

□進到車子或校車後會去哪裡？

□到指定位置後，我們會拿到什麼？（譬如：冰淇淋）。

□到目的地後，我們要做什麼？（譬如：游泳）。

有些學生可能較關注要去的***地點***。對其他學生而言，最緊要的是***發生什麼事***。譬如當你為冰淇淋外出時，學生是關心你要去哪家店？還是在他是否實際得到冰淇淋的問題上，而你在哪裡買都沒關係。這是思考事物的本質，什麼是學生關注的？然後我們可以依他的思考方式，提供最重要的訊息。如果學生認為將參與熟悉的日常作業，進行當中卻發現不符期待，問題就會發生。

4.讓學生知道何時可回到他們不願離開的活動上

有時，很簡單的事情像「休息時，你可以再玩電動玩具」、「明天你朋友可以再來」或「我們下星期再回來」，就足以鼓勵學生平和地改變。如此訊息若視覺化將更有效。參考每日時間表上的下課時間，放一張電動玩具圖片在時間表上的「下課時間」旁；用行事曆指示明天或未來將發生什麼事。讓訊息具體化比單純口語訊息更富意義。

5.假如你轉換到一項不想或不太想要的活動，讓學生知道這不喜歡的活動後會發生的事

計畫在不受歡迎的活動後，安排令人想要的活動，可以提高合作的「籌碼」，我們都有不喜歡的事，但不代表我們無論如何都不做。或許，要做的第一件事是決

定在學時該活動是否確實需要？（譬如：如果某學生真的不喜歡戴耳機，是否必要在某一時段安排他用耳機聽？或是可以別的活動代替？）當然，許多日常生活的活動不能或不應被取消。在那些情況中，試著讓學生知道什麼將發生，什麼會接續。使他專注在想要的第二個活動上，往往可以讓他參與和忍受他不喜歡的。密切保留想要活動的視覺標誌，使你可以經常在不喜歡的活動期間查看。讓學生看著、拿著、指著、攜帶，或任何能讓他考慮到未來想要做的事的方式。這牽制戰術協助許多困難時間的運作。

讓我們看看這些轉移的要素如何全面運作。

範例

問題：唐納德喜愛去體育館，當他離開教室時，他假想是去體育館。假若老師決定帶唐納德跟她去辦公室，總會有問題。他們沿著走廊，走到指著岔路的地點，右邊是體育館，辦公室在左邊，唐納德會開始往右邊走，如果老師想帶他往左邊，「躺在地板上」發脾氣可能接踵而來。

解決方法：當唐納德離開教室時，很明顯需要更多訊息。老師貼數張圖片在教室門上，這些圖片是學校建築物的場地：體育館、辦公室、廁所、午餐間、儲藏櫃等。當他們離開教室時，唐納德會拿到一張表示目的地的圖片。整個行程他攜帶圖片，老師會再三強化圖片和場地之間的關聯。當唐納德比較了解目的地，他轉換的行為改善。

蒐集要前往的場地照片，簡易的幫助這些情況。當離開教室、校舍或離家坐車時，利用視覺工具提供目的地的訊息。

對有些學生而言，這會造成到較不熟悉環境成功與否的差異（譬如：牙醫）。其他學生在多數的時候可以掌握轉換，但在糟糕的日子會是災難。另一群學生則不論時間或地點都受轉換影響。利用視覺工具引介一般的、熟悉的和變化的情境，是幫助學生了解這過程的一種途徑。利用這方式，可以建立從視覺工具取得訊息的慣例。當潛在的困難情境出現，慣例是熟悉的。

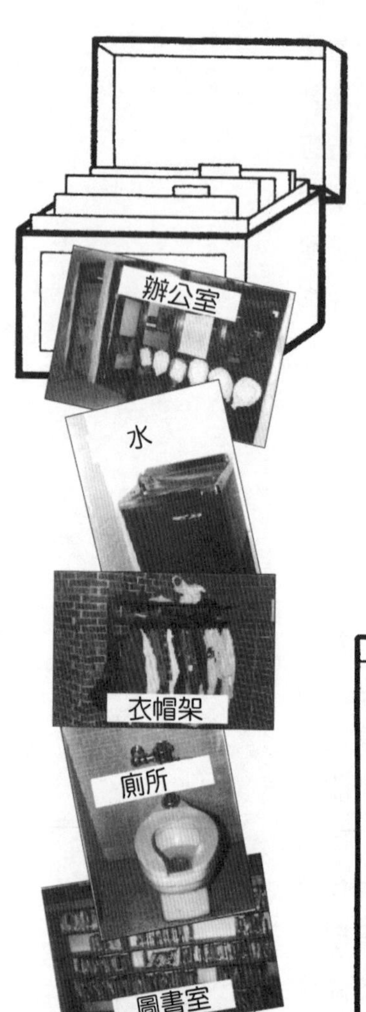

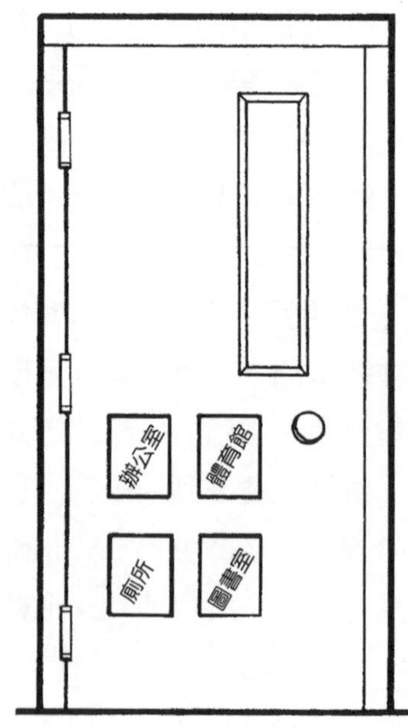

問題：星期六早上，凱利的媽媽試圖帶他一起去逛街。她沒有按照慣例，而是根據需要逛不同的店，當他們經過某些特定商店未停下來，凱利變得心煩意躁。

解決方法：製作一本他們通常逗留地點的圖片小書（雜貨店、乾洗店、五金行等），這幫助凱利的媽媽在行程中提供更多的訊息。她可以打開書，給凱利看他們接下來要去地點的圖片。看到他們要去的地點，比只是告訴凱利更可以幫助他了解。媽媽也在書中放凱利最喜愛的速食餐廳和一些犒賞的圖片。假如計畫是停兩個地點，然後停下來用午餐；媽媽可以重新安排圖片，給凱利看這次短途旅行的行程順序，製作一個迷你時間表。

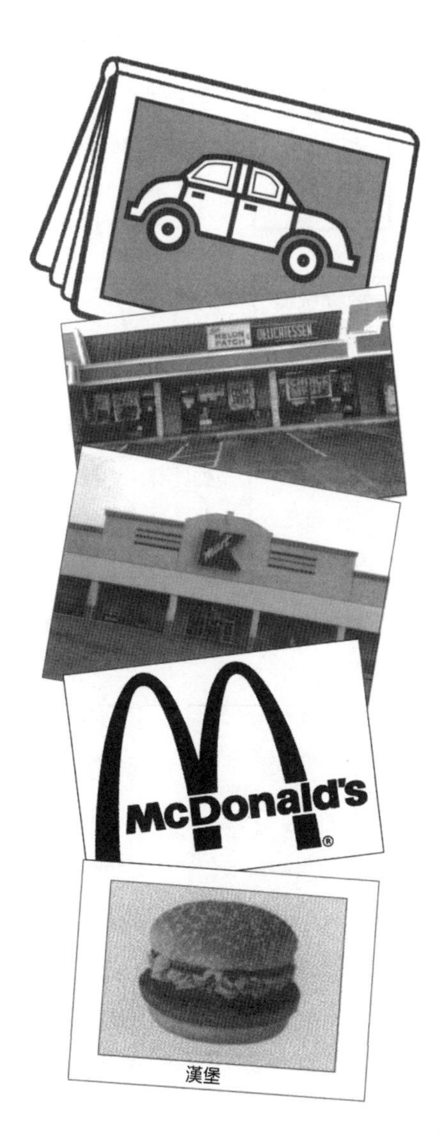

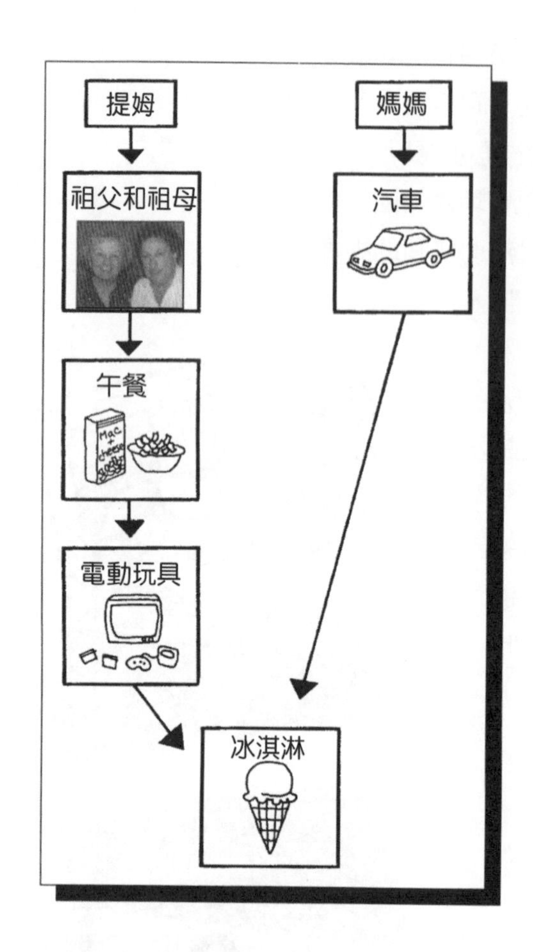

問題：提姆的家庭定期拜訪祖父母。有時，媽媽將提姆留在那裡，讓祖母當臨時保姆。提姆不喜歡留在祖母家。假如提姆意識到或理解他們要去祖母家，他會出現很大的抗拒，因為他把去祖母家和留下來做連結。媽媽不想提早告訴他要去哪裡，因為擔心他的負向行為。

解決方法：用視覺的方式告知，讓他知道他們要去祖母家，但媽媽不會留他在那裡，也告訴他祖母會當臨時保姆的日子。假如提姆知道什麼事將發生，應該會開始消除問題。在媽媽會陪伴的日子，他了解不會被留下，應該更願意去。然後，在媽媽會留下他的日子，嘗試一些輔助策略。告訴提姆，媽媽何時回來，或當媽媽回來時會有什麼事，或給他一個在祖母家的時間表，或以他想要的選擇獎勵其好行為。必須嘗試一些技巧，理解什麼是對提姆有意義的，最大的挑戰是確認***為什麼***提姆不喜歡留在祖母家，然後利用這點來發展提供訊息的方法。

提姆要去祖父母家。提姆將吃午餐，提姆將玩電動玩具，媽媽將開車去買東西，當媽媽回來，提姆和媽媽將去吃冰淇淋。

小提醒：過渡和轉換時間極可能是問題時段，有各種原因問題會發生。了解學生***為什麼***反彈只是開始，提供視覺化訊息不能解決所有的問題。然而，藉著使用這技巧，可以避免或改變許多潛在困難的情境。

重點：使用視覺策略輔助環境之間的過渡和轉換：

- 使結束與開始清楚。
- 提供學生關於期待的特定訊息。
- 提供具體參考，讓學生在需要時可以隨時察看。
- 可以協助消除在轉換期間引發的許多行為問題。

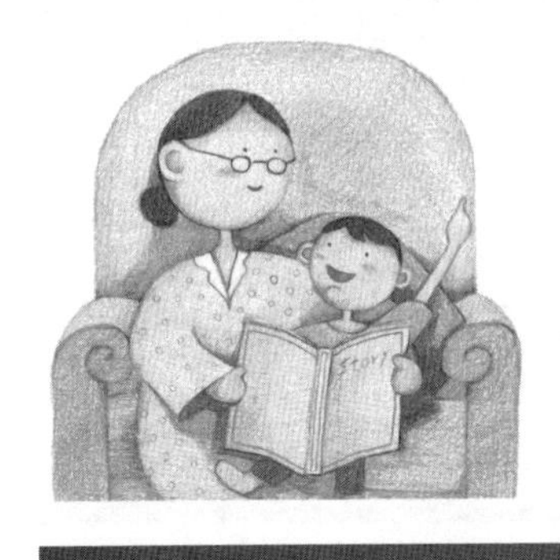

第三章　有效指引的輔具

與學生一起工作，其中一大挑戰，就是讓整天活動能順利進行的指示和引導。更何況，負責的老師必須切割他們的時間，支援各類學生出現的需求。不論學生能力為何，每間教室平均至少有幾個學生，比其他人需要更多的時間與關注。那些有較嚴重學習需求的學生，有很好的理由需要「一對一照料」。然而，這經常是說比做來得容易。

有效溝通的關鍵是減少口語使用，以符合學生的理解程度，藉著他表現的穩定性，來評估其理解程度。假如他的反應與聽到的句子一致，則使用句子；假若他需要單一詞彙的指令，才能適當反應，這就是應該使用的語言水平。對學生而言，語言環境太艱深是無法執行最常見的原因之一。

有些日子，感覺好像全班學生都需要「一對一」照料，我累透了！

提供所有學生獨立運作所需的結構和技巧是教育目標之一。不過，依賴成人持續的介入或監督來教導學生，無法令人滿意。

我想要他們更獨立，但事與願違，該如何做呢？

在一般教室，大多數的指令以口語提供。對老師而言，重複說很多次和一再引導學生是稀鬆平常的事。所以，視覺輔助幫助老師較省力的達到目標。

發展使用視覺輔具支援老師管理和指示的教室風格。

視覺輔助幫助***學生***：

- 建立與維持注意力。
- 保持專注以得到完整的指示。
- 讓指示清楚。
- 執行到結束。

視覺輔助幫助***老師***：

- 使用較少的時間重複指示和引導。
- 減少許多學生需要支援的強度。
- 使訓練步驟一致。
- 讓口語要求和指示的語言一致。
- 預先計畫以更特定和有組織的呈現給學生。

使用視覺輔助能戲劇性地影響全班的管理。一旦你決定視覺策略對班上是有用的，你會看到無窮無盡的方式，將視覺元素併入進行中的方案。

教室管理工具

教室管理工具是特別為老師設計，以更有效地與學生溝通。老師在日常活動時使用來輔助例行和獨特的訊息。教室管理工具的重點是支援老師溝通，用來引導學生的活動和基本指示。這些是老師的溝通工具，一向用來輔助老師告訴學生事情。使用這些視覺輔助會帶來許多好處。

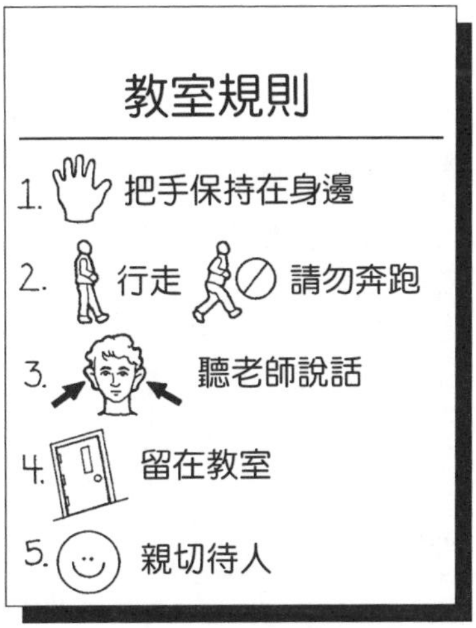

教室規則

1. 把手保持在身邊
2. 行走　請勿奔跑
3. 聽老師說話
4. 留在教室
5. 親切待人

引起和維持學生的注意力

視覺引起學生注意通常比較容易，特別是在有許多嘈雜活動的教室或環境裡。對那些容易分心、迷失，然後重新注意的人而言，可能會遺漏大量的溝通訊息。假如熟悉的視覺輔助是溝通互動的一部分，學生可以更快地重新注意及明白說了什麼。

為學生持續作業設計輔助，讓老師少介入

當學生停止作業、不專心、沒跟著活動順序或不做該做的事，老師的自然反應是增加口語糾正及重新引導。學生愈不做該做的事，老師說的就愈多。其實學生的注意和理解力，可以不用更多口語砲轟，而是利用非口語的視覺策略輔助，包括：

- 手勢。
- 臉部表情。
- 肢體提示。
- 指出環境中的事物。
- 出示視覺工具。

- 其他非口語的視覺提示。

實際上，學生會開始依賴過度的口語提示來完成目標，這是學習依賴的一種形式。他們學習等待更多的口語提示，好像輪流互動。學生等著輪到老師給指示，接著輪到學生執行活動，然後再等著輪到老師，就這樣持續輪流。除了較不易分心外，當學生愈獨立時，非口語線索比口語線索容易消除。

訓練策略之一是「發展」你與學生使用的語言，以增加學生對語言的了解與使用。不過，從學生確實理解的程度開始很重要，一次一小步。往往人們設定的起點高於學生能處理的，或進展太快。由於學生學習依循熟悉的例行程序，所以實際的理解力比表面呈現的還低。

讓指示非常清楚簡潔

大部分溝通障礙的學生，需要老師較少的口語說明，而不是更多。雖然有些語言發展理論，鼓勵大量使用口語指示學生，但這技巧已證明對此方案的學生無效。減少口語，單純化聽覺環境，對許多人產生正向成果。當你使用輔具時，精確地寫下所說的話，有助於使用更簡潔的語言。教室管理輔具因口語減少至相似及簡單的片語，而促進了所有與學生的互動。

「坐在紅色的椅子上。」變成「坐」。

「過來圍圈圈及坐在地板上。」變成「過來」或「坐成圈圈」。

「去置物櫃那裡，並拿午餐」變成「拿午餐」。

「打人是不好的，你最好把手保持在身邊」變成「讓手安靜」。

製作教室管理工具的過程，幫助老師除去冗長多話的弊病，專注在那些最基本有效的教室管理訊息。把訊息視覺化，促進各式各樣的人在引導這些學生時的連貫性。

鼓勵簡單例行的溝通

同樣的事用不同的說法是很普遍的；但是，溝通的一貫性讓許多學生得利。這並不意謂著在孩子的生活中，每個人需要講完全一樣的話，但在學生正學習執行例行事務時，加上例行的口號，將提升整體過程。

幫助學生記住要記得的事物

學生確實需要各類型的提醒、重新引導及提示。當使用視覺工具時，學生學習注意及運用來讓自己更獨立。當教室架構設定為鼓勵學生做該做的事，盡可能讓成人少介入，將營造更順暢、井然與友善的氛圍。

我喜歡利用視覺工具指引學生這概念，但我怎麼可能做到？我說了一整天，那些話不可能全面視覺化！

首先，利用視覺表達老師一天內說的每件事，這想法讓人喘不過氣來，老師普遍會說一堆！慶幸地，一旦開始把你的需求條理化，工作就比較簡化。教室管理工具應該圍繞著特定的需求或確認的活動發展。

要記錄整天在教室裡溝通的每件事並不容易。另一方面，對大部分老師而言，輕而易舉就能列出一天中，那些必須一再重複的事。這是開始尋找視覺化可行性的所在。

隨身攜帶紙張，你可以寫下一天中所出現的構想。準備一張列出所有教室指令的清單，另一張則包含處理特殊需求學生的需要。然後，想想你如何經營特殊活動或課程。在老師的教室管理語言、教室規則或其他目的的視覺工具之間，會有些自然的重疊。不過，這不是問題。這些工具的稱呼比不上協助輔助溝通的事實重要。教室管理工具是老師和學生交談的輔助，跟著這套想法，

> 建立一套引導本方案學生的核心指示是有效的策略，特別是當他處在各式各樣人們所負責的環境裡。在教室裡有老師的助理和行政職員；在家中有父母、兄弟姐妹、保母；在兒童之家或團體生活的情境中，有輪流督導的巡迴老師，這所有情境的協調整合將對狀況有所改善。

其可能性就會變得更清楚。

範例

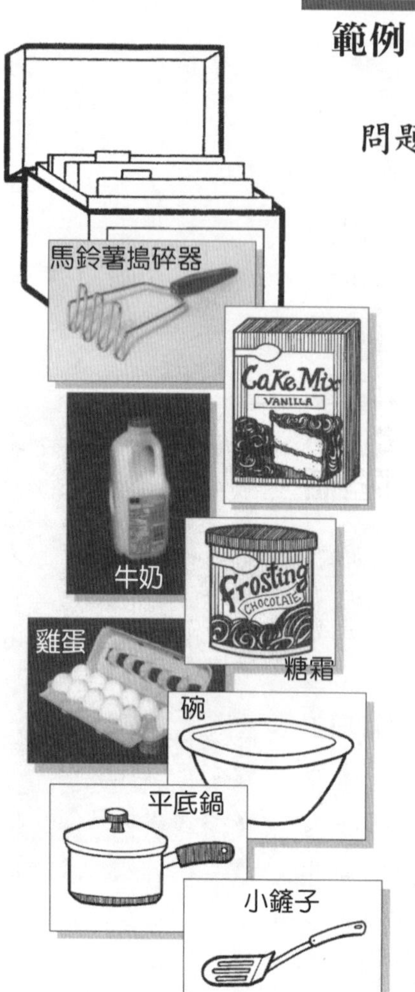

問題：班級進行烹飪活動，老師要求朱歐到冰箱拿牛奶。朱歐從椅子起身，在到冰箱的過程中，他走去看電扇轉動，還注意其他令他分心的事。當他開冰箱，伸出手，眼睛望著天花板，並匆匆抓了奶油回來放在工作台上。這期間，老師說了許多話，重新引導朱歐回到手邊的工作，卻幫不上忙。

解決方法：老師製作一套實物卡來表示烹飪例行需要的項目。當她要求朱歐拿某一品項，就會給他一張某品項的卡片。朱歐穿過房間時望著卡片，當他抵達冰箱，他再看卡片一次，以記得要拿的東西。他選了正確的品項帶回，朱歐獨立完成工作，讓老師可以注意到團體其他人的需求。

問題：教室的轉換時間是困難的，老師困難地試著讓每個人做該做的事，他們似乎全都同時需要注意。每個人忘記他們被告知的事或該做的事。如果老師給學生個別指示，他們無法分辨哪些是他們的？哪些又是同學的？其中，特別困難的是學生從團體活動換到點心的時段。

解決方法：製作一套卡片，內容是轉換時間分派要完成的不同作業。給每位學生一張卡片，以特別指引他那時間該做的事。如果轉換時間較有條理，學生更容易專注。而如果以視覺輔助指引，監控和記得每個人該做的事就比較容易。

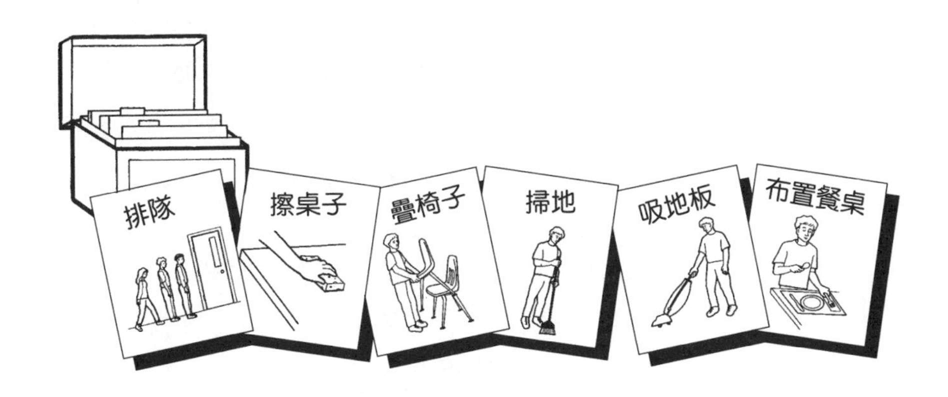

當選擇視覺化，選擇學生快速容易辨認的。

製作教室管理工具

這些工具看起來像什麼？你推薦什麼形式？

有些圖片商業上可找到二吋或更小。即使出版的是小尺寸，可能也不是學生有效理解的最佳尺寸。給學生使用不當的尺寸，可能導致方法無效。

因為這些工具要用來快速辨認，結合圖片與文字最普遍有效，圖片類型的選擇是要讓學生盡快且盡可能更容易辨認。這些工具的大小和機動性是開發時考慮的重要因素，因為因應教室的機能，必須方便使用。

大圖片：較年幼的學生因難以注意或剛學會辨認圖片，往往回應大開本。有些學生對較小的圖片沒興趣（譬如：2×2 或 $3\frac{1}{2}\times5$），對大尺寸反應較為一貫（譬如：5×7、8×10 或更大）。如果學生需要從較遠處看，或好幾個學生需要一起看，大圖片效果比較好。實驗何種大小最適合學生。

小圖片：許多老師的教具，如果小、可攜帶且易於操作，則使用便利。較小的規格更容易攜帶；如果擺在學生書桌上，也不占空間。

聽起來我的組織技巧將被挑戰，該從何處著手？

考慮這些選項：

老師的迷你小書：使用一本像口袋型相簿的小書，將溝通圖片分頁放置，方便在需要時打開及查閱。如果小書可放入老師的口袋，在需要時就容易取出。老師的小書可以包括一些整天使用的一般性項目、學生規則和教室活動的指引；可製作另一本書來幫助某一目標性活動或地點的需要。你會發現溝通非常具活動的特定性，譬如確認下列活動的不同溝通需求：⑴午餐間；⑵體育館；⑶採購；及⑷坐公車。試著為每樣活動設計一本個別的迷你小書。

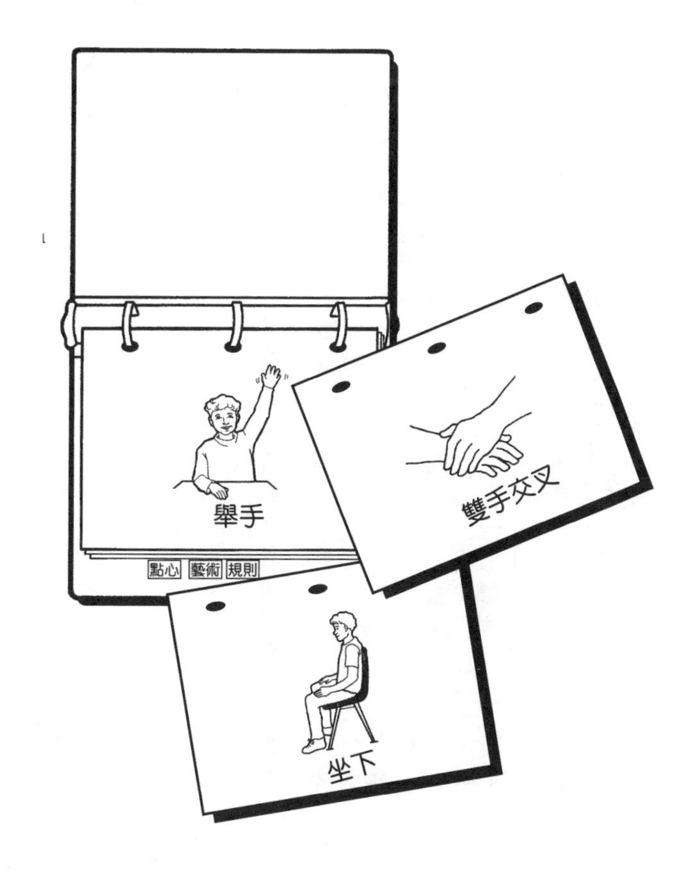

老師的筆記本：為了避免好幾個比較小的項目，另一種選擇是使用三孔夾。較大的頁面規格可包含能製作某一特殊活動和特別時間的頁面。雖然有些人發現大規格累贅，但也有人發現大本書不易遺失。大本書可以打開放在桌上或工作區，應用在個別或小團體的學生。較大的視野指給一群學生看很棒。

圖卡檔案：蒐集大量需要的實物圖片，及在特殊訓練活動時所提供的步驟或指示，幫忙活動的進行；尤其是老師可能給每個學生不同指示，或每節課的指示都不同。這些蒐集包括那些支援特定例行程序的圖卡。

重點：利用視覺工具處理教室的訊息：

- 增加老師溝通的有效性。
- 幫助學生的表現更穩定。
- 讓所有參與人員的溝通更有效率。

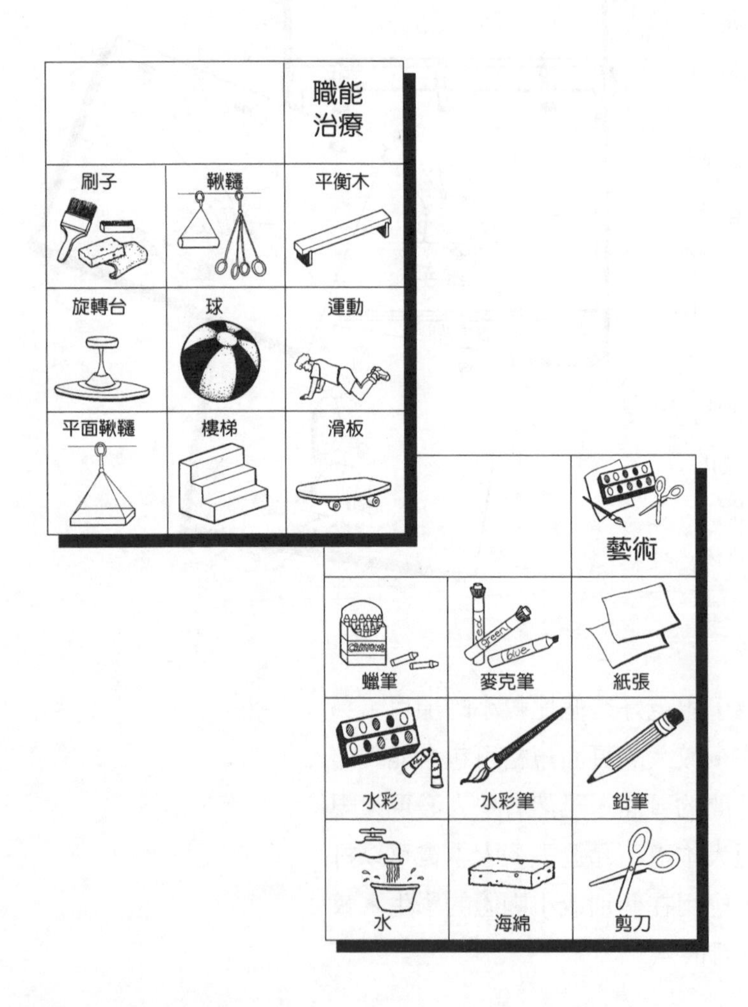

記事本和「烹調」手冊

許多已經學會如何執行部分作業或活動的學生，缺乏完成全部作業或獨立進行步驟順序的能力。或許他們忘了步驟的次序、分心且忽略步驟；或者他們感到混淆，或只是忘了下一步做什麼。而其他的人，他們缺乏獨立是因為習得依賴；教學過程不慎鼓勵的副產品。

製作記事本和「烹調」手冊是按部就班的提示，協助學生更獨立的完成作業，就像廚師需要回到「烹調」手冊來尋找和跟著食譜烹飪。許多學生需要一套類似的線索，協助成功地完成作業。

我了解，這技巧是為了烹飪課。我們可以在每星期五的烹飪課使用。

記事本和「烹調」手冊不只為了烹飪課，他們可以用在任何需要好幾步驟完成的活動。

不要畫地自限，這概念完成許多種作業，不只是烹飪。對那些需要額外協助的學生而言，可提升任何需要好幾個步驟完成的作業表現。

有時，我想問題出在老師，助理和我發現我們教的技巧非常不同，難怪學生會混淆。

這是常見的問題。每位老師或照顧者往往用不同的方法或順序完成同樣的作業。即使經同意的特定步驟，人們還是傾向個別化。有些訓練者會持續改變教學技巧的方法或作業順序，卻沒有評估改變的結果，或與其他教這些技巧的人討論分享。訓練過程的差異會不慎拉長學生學習技巧所需的時間——特別是學習遲緩的學生。製作記事本和「烹調」手冊，協助提供有系統、條理化及一貫的教學步驟來完成作業。這提供零錯誤學習的機會。

什麼是零錯誤的學習？

這意謂著提供高度結構化的學習經歷，以致學生逐字地不會有機會弄錯。利用視覺工具，你讓他們看下一步要做什麼，在需要時提示他們下一步，然後再下一步，並在必要時提示。藉由這些步驟，學生有機會執行作業上的所有步驟，而不用「猜」接下來是什麼，也不會犯錯。當學生重複練習這作業，任何提示可逐漸減少，留下視覺工具引導學生至所有步驟。因此，學生學習把查閱視覺工具當作慣例的一部分，在實際作業時自我提示。用同樣方法一貫地完成日常作業會學得更快。

哪一種目標比較好？獨立完成很少的作業？或藉由輔助完成較大量的作業？

然而，假如學生依賴視覺工具學習呢？他們會一直需要用「烹調」手冊或記事本來完成作業嗎？這不是很好，不是嗎？

有些學生會使用視覺工具直到記住整個步驟，然後他們不再需要任何工具。其他的人則會永遠地使用這工具來提供結構和條理，以成功地完成作業目標。這好比廚師記得一些烹飪方法，卻需要其他「烹調」手冊。兩種方式都有效，結果才是最重要的。

範例

問題：傑克可以完成部分日常個人盥洗活動，他知道如何刷牙，當被叫去刷牙，他總是會忘記至少一樣必需品。一般而言，他卡在某一步驟就愣住了，直到有人提示他完成任務。

解決方法：設計一張圖表，列出所有步驟，教導傑克跟著表上活動的順序來完成全部任務。

拿牙刷
拿牙膏
TOOTHPASTE
擠牙膏
刷牙
漱口
吐掉
沖洗牙刷
清理

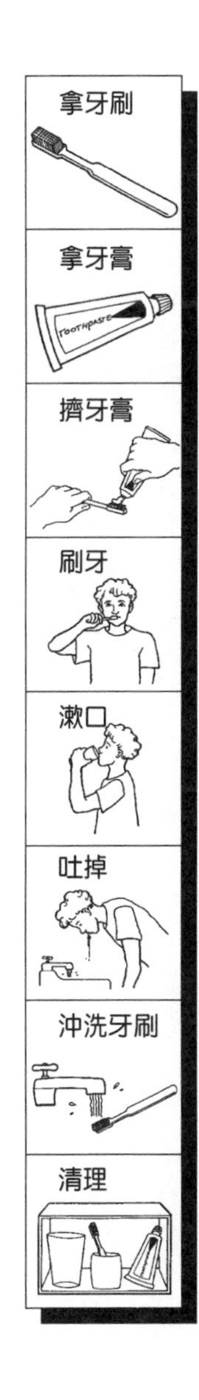

問題：史都喜愛在廚房工作，他正在研發調製數種最喜愛點心的重要技巧。老師覺得假如他能夠記得做什麼或何時做，他就能獨自調製點心。提供一些結構，他會成功的。

解決方法：製作記事本或「烹調」手冊，包括傑克和史都達成目標所需的步驟，教導他們跟著步驟做。

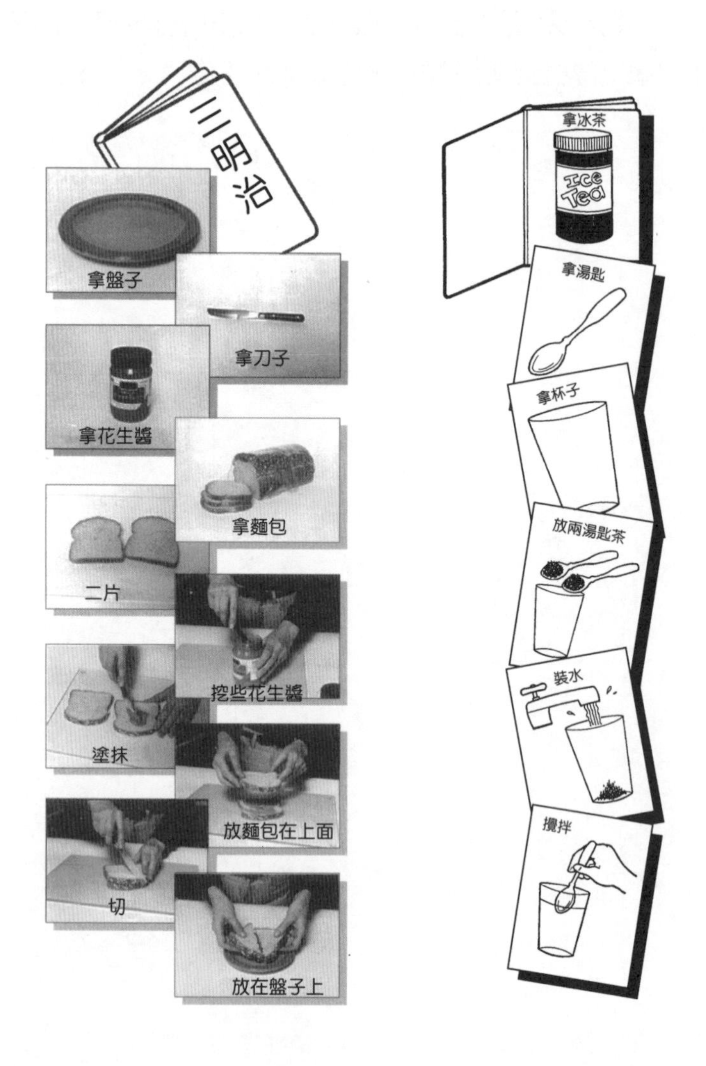

問題：當學生開始在教室獨立作業，有相當多的困惑產生。所有的學生似乎需要個別的照應，幫助取得材料以開始作業，但老師很難同時給學生所需要的個別照應。

解決方法：製作記事本，引導學生蒐集自己所需的材料，以完成個別作業。

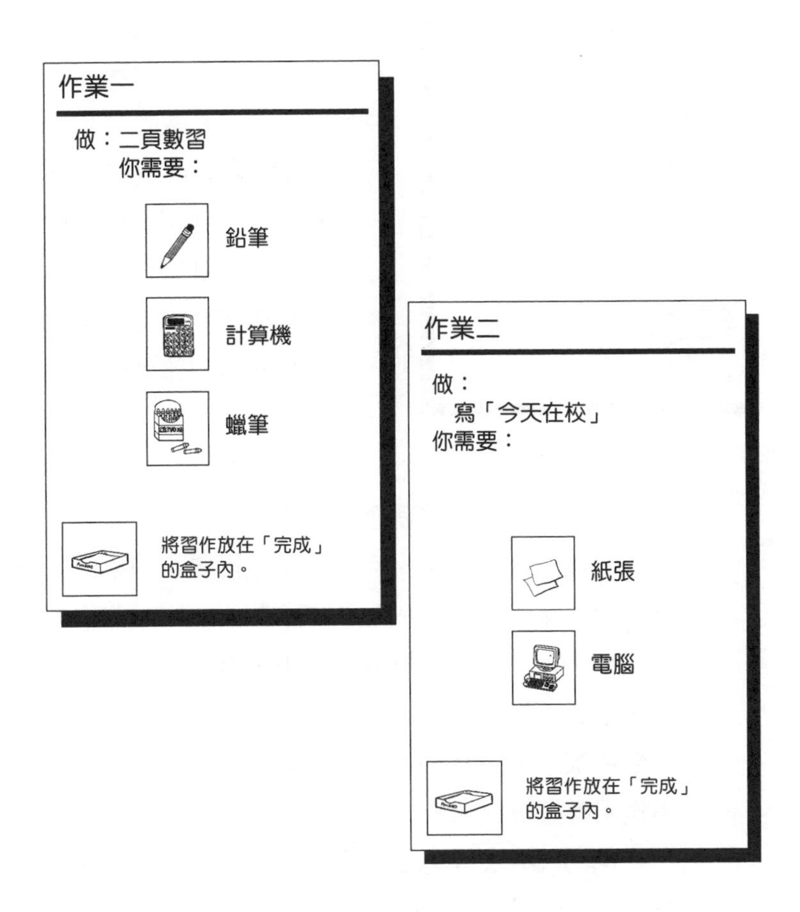

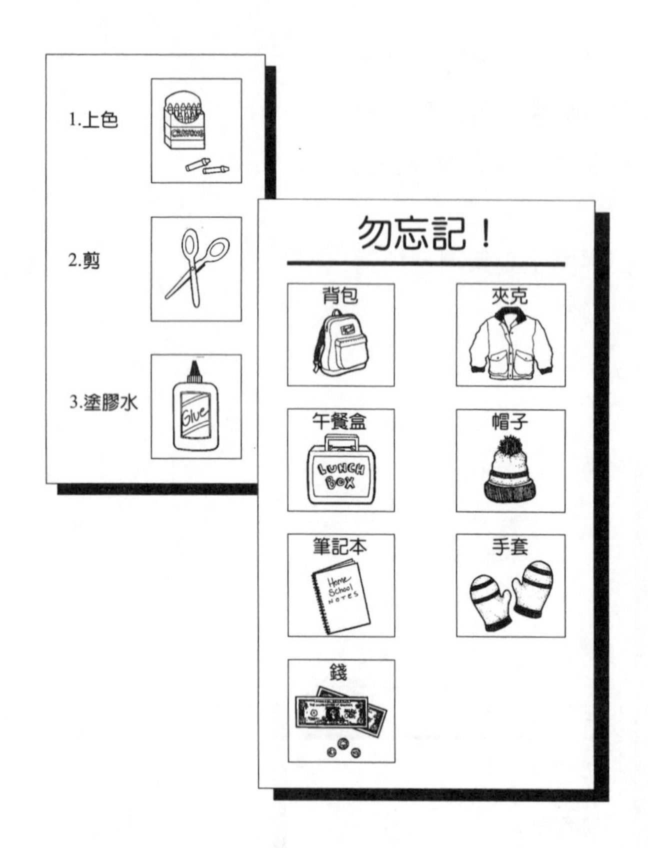

問題：老師給學生好幾個步驟來完成美勞作業或其他活動。總有幾個學生忘了順序和步驟。他們在剪之前塗膠水或把步驟混在一起，結果糊成一坨，無法達成原來的目的。

解決方法：設計提示卡，讓學生可以查閱來協助自行完成步驟。學生參照提示卡找出接下來要做的事。

問題：傑瑞整個轉換時間都在趕，他不記得這期間的任務。當一到學校，他帶頭玩最喜歡的遊戲，忘了必須先掛外套、交筆記給老師，及其他幾個到校的例行步驟。回家時間一到，還沒收拾東西和做完下課例行事務前，他就企圖衝出教室。早上離家到校是混亂的插曲，傑瑞來來回回以便記得要帶的東西，或者應該說，傑瑞媽媽跑來跑去試著讓他記得要帶的東西。

問題：菲兒在轉換期間也出現困難，他傾向站在那裡，永遠不記得下一步要做什麼。然後，他望著天花板發呆或被一些奇特的事分心，如電扇或門把。菲兒需要重複引導好幾次來依循常規。

解決方法：設計一些迷你記事本，協助傑瑞和菲兒經歷一天困難的轉換時間。教導他們查看作業「清單」以記得該做的事，將清單掛在會引起他們注意的地方，好方便查詢。

設計記事本和「烹調」手冊

1.列出所有必備的材料

就烹飪作業而言，想想所有必要的材料與用具。至於非烹飪作業，要包括學生必須取得以完成的材料。

2.將完成作業的必要步驟排序

就作業來思考哪些是對學生最簡單有效的步驟順序，譬如做烤起司三明治，你是先放起司再塗奶油，還是先塗奶油再把起司夾在中間？你會先在麵包兩側塗奶油再放入平底鍋，還是先放入鍋中，再將奶油塗在第二塊麵包？

如果學生在開始另一步驟前，完成前項步驟是否有幫助？他應該先穿上外套，還是先拿書包？先刷牙還是先洗臉？他必須先剪、上色，還是先塗膠水？

3.選擇必要的步驟

不同的學生需要不同程度的細節。對有些學生而言，只需幾個關鍵步驟，其他是假定的步驟，意思是說學生會自然而然完成。譬如用盒裝的材料製作餅乾，假若指示說：「將餅乾的調配材料摻入碗中。」大多數學生會假定打開盒子的步驟，再把調配的材料倒入碗中。另外一些同學可能需要更多的假定步驟加入順序。

4.決定哪個順序讓學生收集所需材料最有效率？

對有些學生來說，在作業前蒐集所有材料或原料比較好。對其他學生而言，在需要的時候去拿用具或補給品是比較自然的作法。假如學生在作業當中需要剪刀，他應該在開始的時候拿，並放在桌上做準備，還是為了比較能專心，剪刀放在另一場地直到準備妥當？

5.選擇表現的方法

書面文字、標示的圖片、照片或結合這些都會成功。利用圖片和照片系統，寫上你對這些項目的正確稱呼或完成步驟時你告訴學生的話。

6.選擇形式和擺放位置

老師很自然地傾向製作圖表掛在教室牆上，但這不是最有效的形式。機動性且用在桌面的小規格，方便使用在不同場合。攜帶記事本在口袋，以適時取出，對有些學生有好處。其他的提示物則應該收藏在特定的位置，以備不時之需。

訓練使用記事本和「烹調」手冊

當我決定使用這些視覺工具，我只是提供給學生嗎？有關教導學生如何使用，你有什麼建議嗎？

單單提供學生某一工具是不夠的，教導他如何有效使用是必要的。一旦他學會了，你的教學工作就比較輕鬆。

知道自己如何在這過程引導或提示學生很重要。下列是一些讓老師能訓練學生獨立的建議。

1. 引導學生注意視覺輔助器材。
2. 限制語言提示，每一步驟說明口訣，假若學生需要更多協助，重複口訣。
3. 假如需要進一步提示，應包括手勢（指著視覺輔具或引導及指著材料）、示範（示範步驟）或肢體引導（把老師的手放在學生手上，協助完成步驟）。
4. 假若學生慣於口語表達，鼓勵他描述這過程的每一步驟。重複口訣是例行事務有用的部分。當學生學習說或思考引導例行事務的口訣，就會變成自我對話或自我提示來指引自身的行為。
5. 完成每一步驟後，把學生的注意力拉回到視覺輔具，藉由翻頁或指出所列清單的下一個項目，指示他如何移到下一步。
6. 當學生對作業較熟悉時，口語和非口語的提示應逐漸減少。假若學生離開工作或看起來需要引導，把注意力拉回到視覺輔具提示。

7. 當學生學習更獨立作業，有些起初被認定的訓練步驟可能成為假定步驟。這期間就適合把這些線索從視覺化順序中排除，當學生習得這作業時，可以適當地改變視覺化順序中的步驟數目。

視覺輔具可以當作完成目標的短期支援，也可以發展為特定環境或執行方案中日常作業的長期輔助策略。

假若我們想要獨立，這不意謂著應該努力排除視覺工具嗎？

當學生開始獲得較多的技巧時，有些老師非常渴望完全去除視覺工具；以為學生不利用視覺工具時，可以運作到更高層次，結果把拿掉視覺工具當作目標。這裡的忠告是**小心**。在沒有輔助下，有些學生最後能完成日常事務，但其他學生需要持續且長期的視覺輔助。考慮下列的學生群：

第一群： 利用工具學習日常事務步驟的學生，一旦掌握日常事務，他們確實不需要任何輔助。

第二群： 經由工具協助專注手邊工作、組織行為及記得做的事而獲益的學生。這些學生總是從輔助中得到好處。

第三群： 那些表現不穩定行為或起起落落的學生（我們不全是如此嗎？），在「好」的時候，他們不需要利用工具。然而，持續使用工具提供一致的慣例，所以在這些學生困難的日子，熟悉的視覺工具協助輔助他們完成日常事務。

往往視覺輔具的存在，是幫助學生完成該做事情的長期策略。練習和學會作業後，雖然工具不會照第一次引介的方式應用，但不影響他們的效益，對學生仍然有意義。

當學生熟悉某一組織系統，就可以改變回應的方式。如果他使用視覺輔助的方式和介紹不一樣，並不表示這就是不用這些工具的警訊。用這樣的方式思考：如果你家附近的交通號誌都搬走會發生什麼事？你想駕駛會改變他們開車的方式嗎？

真正不運作是把視覺工具收到抽屜，只在學生糟糕的日子拿出來使用。但這些工具必須在外頭，使用及整合為學生教育環境的正規部分。觀察學生的表現會引導這些決定。

小提醒：這主要的目標是訓練學生使用「烹調」手冊或記事本得到訊息和提示，而不是鼓勵依賴老師。

為什麼建議限制口語提示？

假若訓練者使用很多口語提示，將很難降低他或她的存在。許多學生產生與訓練者輪流的依賴，這是他們意識到的過程：輪到訓練者告訴我做什麼，然後輪到我做事，再輪到訓練者告訴我做什麼，然後輪到我做事，就這樣持續不斷。

其他學生並未學習確實思考他們所做的事。他們如此依賴口語線索告訴他們要做什麼，以至於不去思考歷經的全部步驟，理解「在這順序中我在哪裡？」，他們衝動行事，而不是深思熟慮或合乎邏輯。視覺線索會優於口語提示，引導學生歷經思考的過程。

有些我要學生做的事情太難視覺化；這些作業太複雜了，以致無法視覺化。

思考的材料：假若作業太複雜，難以提出視覺形式，這是說太複雜以至於不能教嗎？

這是好觀點！當老師開始分析一些作業的順序中有

多少步驟，就是在教學了。他們變得比較能意識到他們對學生要求的複雜度。我們會對學生無法掌控十個連續的步驟感到挫折，卻沒有了解到：實際上，這些學生甚至連兩個步驟的作業都有困難。部分問題的產生是因為我們甚至沒有察覺到，我們企圖教的作業確實如許複雜，譬如當為學生選擇烹調的菜單項目，烤起司可能出現在腦海中，因為是「孩子的食物」，但若進一步思考，製作烤起司三明治比香腸三明治要更多步驟。就像準備回家的轉換時間也輕易包含十或更多步驟，難怪有些學生會在這過程迷失。仔細觀察將提供訊息引導你的計畫。謹記，簡單開始，可以快速學習及讓所有參與的人都有成就感。

教導新教材

教導用視覺輔助的新作業，事前準備是很值得的時光。依據作業，可以選擇老師的工具、記事本和「烹調」手冊。

考慮看看：把作業視覺化的過程，將簡化你的教學程序。

這是說教導活動前，我需要準備工具。假若從未看過學生做這作業，我如何知道要提出什麼？

何時準備視覺工具是無法簡單回答的問題。很有條理的人會倡導在呈現作業給學生前，把工具放在一起。事前準備會減少在介紹新作業時的混亂。這過程的缺點是，你花很多時間準備新作業最好的視覺工具，卻發現不能適當地符合學生的需要。

處理這兩難的方式，視你多了解學生而定。考慮下列的選擇：

- 和學生「瀏覽」作業，觀察他能夠做的部分。
- 事先準備部分視覺工具；設計一份粗稿。然後瀏覽程序，了解是否已經達到你要求視覺化表現的重點。以容易更動的格式製作這些工具，你就可視需要修正。
- 在教學時準備視覺工具。帶照相機、紙筆或適用手邊黑板的粉筆，當學生注視且出現需求時，製作視覺提示。這常常引起學生更注意，而創造有意義的關聯。

無論你用什麼方式開始，謹記，當視覺工具被用來協助過程，教導新技巧變得比較容易。

有效引導的建議

鼓勵每個人使用視覺輔具，不只是老師

學生通常對他們最熟悉的人反應最好。他們的表現會受老師的助理、保母、校車司機、午餐阿姨、輔助人員、代課老師或其他與學生互動者影響。考慮如何擴展視覺輔具的使用至學生環境中的其他人。

精確將你要說的話寫在輔具上

鼓勵使用簡單、具體的語言。此外，使用一致的語言會促進人與人之間的連貫性，對學生有利。

請勿使用「混雜」的英語。使用簡單的語言，但文法和韻律聽起來正常的句子

語言的理解會受韻律的元素（說話的流暢度）增強，使口語聽起來異於尋常，無法改善學生的理解。

選擇靈活的形式

教室輔具會隨著學生需求的變動，一次又一次的改變。能改變來迎合學生新需求的輔具最有效。每樣工具都是「粗稿」形式，容易更動，比那些完美護貝卻無法修改的來得好用。

確定輔具方便取得

假若你要找輔具，輔具卻放在另一間教室或在一堆「材料」下，這是沒有用的。老師為不同的工具確認特定的「家」，就不會有經常找不到的挫折。

一旦你發展使用視覺方法，將輔具從方案撤走時要謹慎

曾報告很成功使用輔具的老師，在學生進步時，有時會逐漸或任意地取消輔具的使用。有些老師後續的報告提到，方案的學生退化或回到舊的行為和作業模式。分析這些情境顯示，當學生更獨立地學習技巧，老師會逐步不再使用工具模式。即使學生似乎不像第一次使用視覺工具那般需要，但當輔具全面從方案中撤走，學生無法維持進步的表現，不是原來的行為重新浮現，就是老師逐漸開始使用愈來愈多的口語提示。

重點：利用視覺工具協助提供指示：

- 協助引起或維持學生的注意力。
- 使作業的教導更例行或一貫。
- 在不同的老師和照顧者之間，有標準的引導和程序。
- 幫助學生學會較快速完成順序。
- 增加學生的可信度和一致性。
- 提供學生較大的自主性。
- 幫助學生持續作業。
- 幫助學生克服行為問題。
- 使學生能在較少的監督下，執行更複雜或更冗長的作業。

小提醒：大部分老師發現，用來管理教室活動的視覺工具，會隨著時間更動。製作成容易更動的形式經證實最有效。

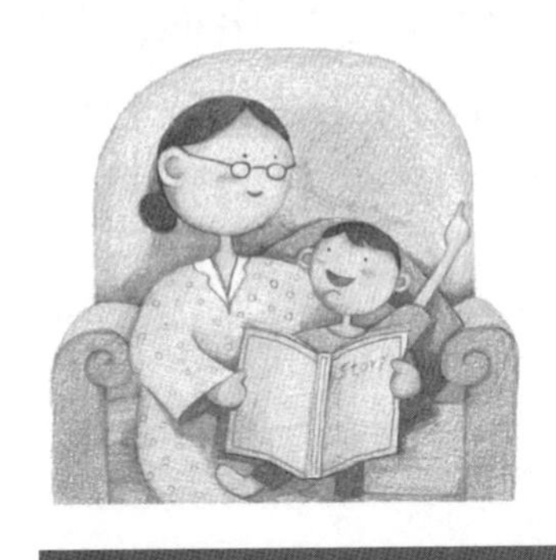

第四章　組織環境的視覺策略

組織的風格具高度個人傾向，從刻板僵化到混亂失序的狀況都有。如果每個人觀察自己的生活，他或許會發現很廣泛的技巧，能為生活帶來秩序感，也有一些容許失序的領域。想想你本身的工作風格，你有一堆重要的「材料」放置在廚房的長桌或桌上嗎？當需要的時候，你可以輕易找出廚房用具或工具嗎？你能檢索一封幾個月前的信嗎？你車子的鑰匙呢？你隨時知道放哪裡嗎？你在生活和工作環境裡建立什麼樣的儀式和規則，幫助你發揮最有效的功能？

你注意到我了嗎？我有堆積及掉東西的獨特風格！但我隨時知道車子的鑰匙放在哪裡，這在教學生時要做什麼樣的調整嗎？

部分的教育過程是教導或允許學生去發現。方法與工具將有助於他們個人的管理風格。許多自閉症或其他學習問題的學生養成無法彈性應對環境的刻板性。理解他們有事先知道的需要，更能明白其刻板性。跟著想要有條理的需求運作，會產生一些環境上的適應，變得較有彈性、較自在理解及放鬆工作。當學生學會使用周遭可能的條理性，就變得比較有效率，因為他們喜愛結構與條理。

我要提供他們結構，但很難，因為我不是這樣。我比較自發及缺乏條理，我有希望嗎？

教室和生活環境可以設立來提供許多固定的結構。當你們在一起時，朝向這目標努力對你和學生都有益。完成的習作放到盒子，玩具收到架上正確的位置，杯子放在第一層架子，盤子則放在第二層架子。利用視覺線索幫助安排環境，讓每個使用者更清楚這條理化方法。此外，以視覺工具協助教學，改變勢必會發生。

學習困難的學生通常顯示需要結構和學習條理化策略，在這些領域輔助他們，會改善整體的表現。

以標記建構環境

> 記得教導學生從已經存在環境中的視覺線索獲取訊息。

> 教導學生辨認及有效使用環境中的視覺線索，是溝通訓練重要的一環。辨識和解讀這些線索，無法確保能根據所傳訊息適當反應。這是溝通部分，脫離背景來解讀這些線索是無意義的技巧，而是認識這些線索，並藉由正確反應來證實了解是重要關鍵。

我們的世界充滿視覺元素，提供人們有效運作的線索。浴室被標記，出口也是；房間、學校和校車都有號碼。教導學生辨認已經存在的環境線索，可以從中獲益。另外，可以視覺化增強家裡和學校環境，提供學生更多訊息。增加標記和記號，提供學生有機會比其他方式更獨立的完成作業。試試這些技巧：

教導學生辨認環境中自然產生的標記和訊息

許多標籤已經存在，這不表示學生會辨認或了解意義；學生不知道如何根據訊息行動，許多學生需要特別教導如何利用環境的輔助。

標記學生個人的空間和攜帶物品

最普遍的標記方式是將學生的名字放在外套架子、書桌、椅子、信箱、衣物櫃及午餐盒的位置。當標記辨別他們的午餐盒、外套、運動服和個人所有物，對學生有幫助。

標記物品擺放的位置

標記能夠指出項目擺放在架子的位置、什麼在抽屜或櫥櫃、完成的作業應該放哪裡。所以，完成的作業放在特定的盒子，美術用品應放在可辨識的容器，以及玩具放在架子上指定的位置。

學習把許多發展課程配對列出是重要技巧。把物品放回標記的抽屜或將工具放回標記的架子，是技巧的功能性表現。利用標記概念教導配對是有用的形式，比賓果圖片配對更有功能。

標記環境

利用標記協助表達孩子整體方案的組織，給所有活動名稱，標記教室內外不同活動的區域，譬如：給特定活動所在的教室桌子或區域特定名稱：

- 美術桌。
- 圓桌。
- 工作台。
- 早晨團體分享區。
- 讀書角落。
- 遊戲毯。
- 休閒區。
- 下課區。

調整那些名稱和標記，使得和學生每日時間表上的活動名稱一致。難以從某一活動或位置轉換到下一個的學生，特別需要這方法的協助。下列是這條理化策略如何運作：

範例

問題：很難保持教室井然有序，學生和教職員對物品擺放的位置有不同的觀念。經常找不到釘書機，學生屢次遺失他們的學用品。

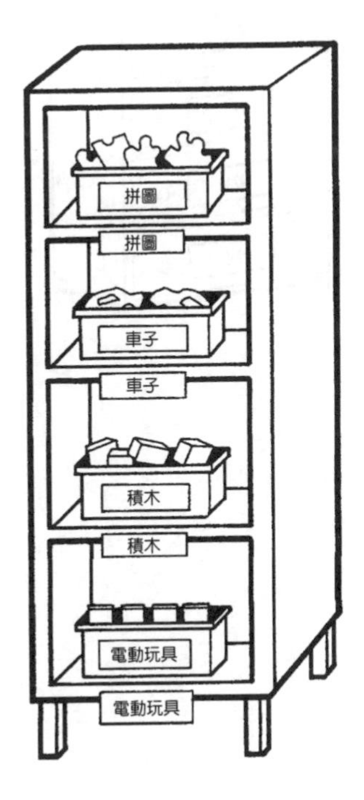

解決方法：標記每樣物品。確認釘書機和其他物品的位置，標記位置，並教導學生將物品放回標記區，教導學生配對標記和物品，指示他們如何收好物品。當學生要取回物品，指示他們如何注意標記取出所需的物品。

為每個學生發展一個收納盒（例如：有蓋子的盒子）來保管個人的學用品。放置標籤在盒子的蓋子上或內，以確認盒內的物品。在蓋子上的標籤可當作：

- 協助提示以表達學生擁有或需要的物品。
- 核對盒子存貨的清單。
- 提醒該放入盒子的東西。

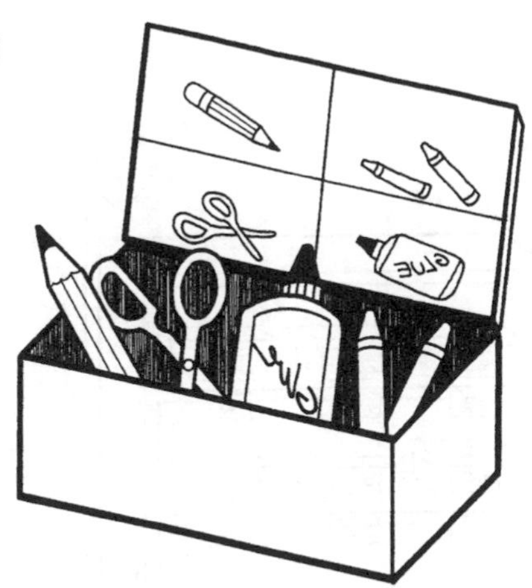

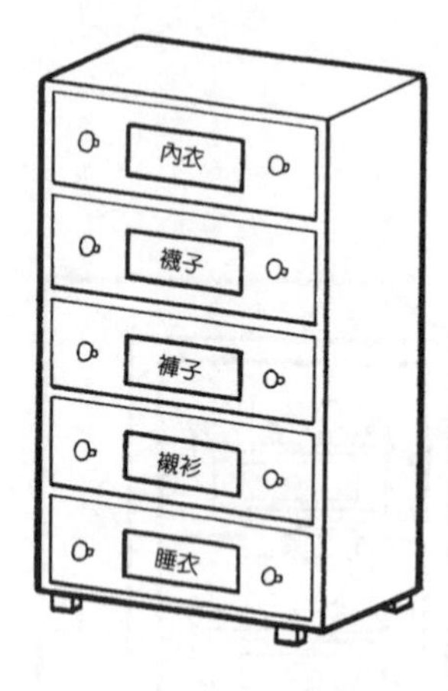

問題：金妮在家難以保管所屬物品，媽媽覺得她可以更自主管理自己的東西，像清理房間和幫忙洗衣，不過她需要方法。

解決方法：標記那些金妮需要取回或收好的物品位置。標記玩具的架子、放衣物的抽屜和衣櫥，以及放物品的收納盒或容器，譬如盒子、餐具的托盤、洗衣籃。標記這些容器使得金妮記得物歸原處。

問題：當試著完成一連串工作時，泰迪需要教職員許多督導。他似乎很快完成一項作業，助手來不及給他另一項作業。

解決方法：發展一個方法，藉由能取出和收回所用的材料，泰迪可以更獨立執行所有的日常作業。利用迷你時間表列出泰迪將做的活動或工作。在收納盒內放工作的圖片或標記，在個人容器或籃子放活動種類，用相同圖片標記容器。以第三套圖片，標記架上容器擺放的位置。教導泰迪查看他的迷你時間表，確認該做的工作。當完成活動時，藉由架上相同的標籤，他能夠將容器放回恰當的位置，然後更獨立地轉換到下一個活動。

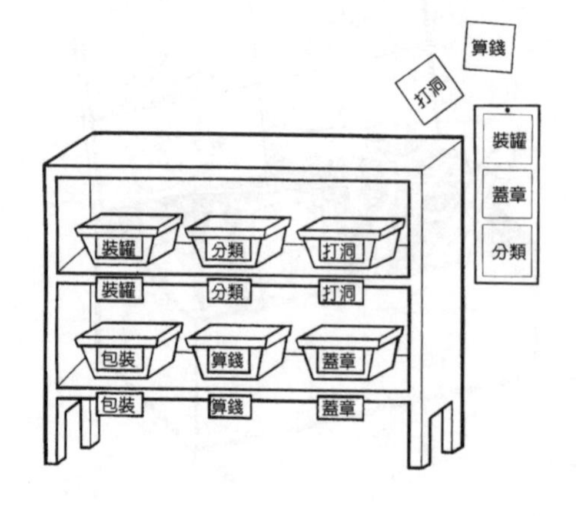

小提醒：只有標記是不夠的，大部分學生需要被教導如何使用，須教導他們找出線索、辨識及利用所標示的訊息。

一般的生活安排

有許多方式讓生活可以條理化，考慮下列機會：

標誌

就像標誌用在日常世界，強調程序以適當地運作；標誌也可以用在教育環境，提升自在流暢的生活。第一步應該教導學生注意任何已存在且有意義的標誌；第二步則是加入一些引導特定地點或活動履行的標誌。

清單

在生活中，誰沒設計採購清單或列出「該做的事」？

- 針對學生設計幫助他完成例行作業或活動的清單。
- 引導學生歷經為達某一目標而設計個別清單的程序。教導他們規畫個人版本的清單，能夠長遠幫助他們以有系統的方式想事件；這教導他們一種生活技巧的策略。

學生不需要會寫自己的清單，假若他們不是撰寫人，試試這些：
- 口述給某人寫。
- 用電腦複製文字。
- 剪及黏圖片。
- 在已準備好的紙上圈選項目。

我喜歡這觀念。除了購物和該做的事之外，你推薦其他哪類清單？

這有無限的可能性。下列是一些建議：

明天我要帶到學校的東西：午餐費、一本雜誌。

今天我要記得帶回家的東西：筆記本、家庭作業、書本、我在分享課的東西。

在商店要買的東西：麵包、花生醬、紙巾。
帶去自助洗衣店的生活用品：髒衣服、洗衣籃、肥皂、冷洗精、錢。
帶去游泳池的物品：泳裝、毛巾、涼鞋、泳帽、洗髮精、會員卡。
清理臥室該做的工作：鞋子收好、玩具放在架上、摺被子、衣服放入洗衣籃。
準備午餐該做的事：擺桌子、做三明治、調飲料。
今天該做的事：叫交通工具、付錢、到商店。
要寄卡片給誰：生日、聖誕節、情人節。

圖表

傳統的「刷牙圖表」並未淘汰，假若有提示可以核對或刪除，要記得每天或日常的任何事比較容易些；而記得不同日子舉辦不同的活動，更需要這樣的程序增強。

記住並提供訊息

寫下某事或以視覺化表達，協助訊息傳達。多少電話訊息因為沒有記錄而被遺忘？

想想有多少機會，學生需要攜帶某一訊息從家裡到學校，或從一個教室到另一個教室。教導學生需負責傳達訊息是重要的，「今天在校」的概念是一種形式（詳見第五章促進環境間的溝通）。當學生學會設計和（或）有效利用視覺提示，輔助轉換訊息，從某一個人或環境到另一個，他們會更負責和獨立。

記憶輔助

你曾經在浴室鏡子、口袋、門把或車子的方向盤擺便條，提醒該做的事情嗎？比較傳統是把便條放在口袋。學生也可以從這些小提醒獲益。多點創意吧！

小提醒：教導條理化策略的關鍵是使學生能夠利用這些工具，發展獨立性和一貫的作業水準。然而，人們可能只和學生使用少數這些策略，或許在學生的生活中，有更多機會發展這些工具來輔助條理化。不過，往往條理化系統的設定多由成人負責，而不是以教導學生策略為考慮。換言之，專為教導學生而設計的條理化策略相當少見，所以教導他們如何為自己設計更多結構，將成為終身受用的技巧。

重點：以視覺輔助組織環境可以：

- 設計井然有序的環境，提供學生穩定感。
- 幫助學生體驗更大的結構和可預期性。
- 幫助學生更獨立運作。
- 讓學生對自己的表現和所有物更負責任。
- 增加學生的可信賴度。
- 讓每個人更容易找出或記得他們需要的東西。

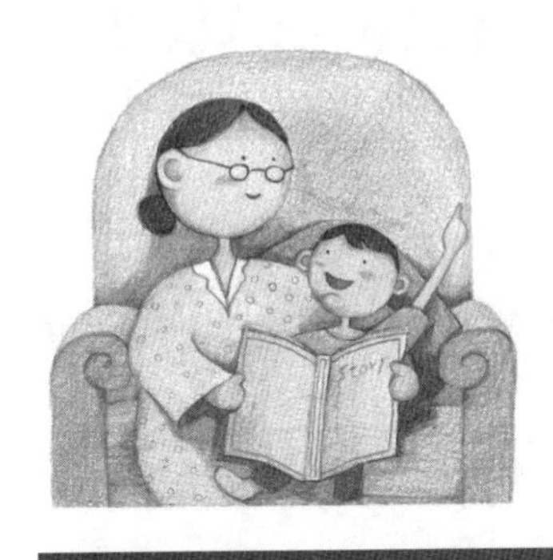

第五章　促進環境間的溝通

中重度溝通困難學生的家人、老師和朋友最大的渴望之一是更了解他們，找出更多關於他們的生活經驗，這些是建立關係的訊息。當學生從學校回到家面對的問題，如「今天過得怎麼樣？」，幸運的父母得到超過一個字的回應，提供他們小孩不在家時的一點動向訊息。然而，大部分的父母總是渴望得到更多訊息，尤其是那些溝通障礙孩子的父母需求更大。溝通能力愈困難的孩子，當離開家或學校時，大部分生活會呈現更真空的狀態。

老師面臨同樣的困境，經常竭盡努力地，試圖掘取學生在教室外的經驗。找出學生不在學校的生活情況，是教導有意義溝通的重要部分。任何時間，只要這些學生融合到其他環境，無效的溝通範圍就會很廣。

我可以做什麼？試圖與學生的家人溝通花許多時間與精力。我愈努力，愈不覺得能完全成功。

為了彌補學生無法說的缺憾，老師、父母和其他重要的照顧者試圖發展交換訊息的系統。這些系統典型地只符合部分的需求。首先，經常寫下來或打電話分享所有的細節是耗時且不方便的溝通。其次，也是最重要的是，這些系統一般不納入學生作為傳達自身經驗和訊息的管道。

你有更好的主意嗎？

教導學生傳達更多自身的訊息。

視覺橋梁是被設計來讓這些溝通發生。視覺橋梁是結合一些書面文字、圖片、實物和其他視覺線索的溝通工具，組合來傳達學生感受的訊息。這些工具是橋梁，在學生無法完全獨立溝通時，輔助兩個以上環境間的訊息交換。這些工具協助學生的表達，拉高至比不用輔助溝通更高的層次。這系統最終的用意是教導學生傳達更多本身的訊息，適合任何能力或年齡層。視覺橋梁不同於其他視覺工具，因為包含立即性和活動特定的訊息。這新工具可以每天準備來強調今日最重要的訊息，也可以設計來分享特殊事件的細節。

什麼是你嘗試用視覺橋梁完成的？

執行這方法有三大主要目標：

目標1：傳達家庭、學校或其他重要環境的訊息

學生被賦予分享關於個人消息的責任，他學到更多分享、講述、詢問訊息，以及記得他必須負責的事情；在社交互動上他也學會更主動。

目標2：刺激和拓展功能性語言、溝通、讀寫和課業的發展

訊息視覺化幫助從一個環境轉換到另一環境；盡可能讓學生參與視覺工具的選擇、設計及製作是關鍵，他的參與是學習過程的一環。他如何參與及視覺橋梁的形式將根據已經具備的技巧和努力的目標而定。視覺橋梁適合口語和非口語學生。

目標3：提供學生更多機會參與溝通和交談他的經驗

準備和使用視覺橋梁，提供學生機會練習跟生活經驗有關的口頭及書面字彙和語言。

準備和利用視覺橋梁的過程，呈現演練和重溫重要訊息的固定機會，包括：

- 練習提供訊息。
- 建立語彙。
- 分享個人經驗的細節

因為這活動強調拓展學生個人經驗的溝通，可引起高度的興趣，學習比例也高。

一旦準備好，視覺橋梁是輔助學生和其溝通夥伴交談經驗的工具。視覺符號提供兩者線索，讓他們知道問什麼或說什麼。

準備視覺橋梁可以整合為學校和家庭的日常事務。依據學生能理解及製作的程度執行，可發展為改善溝通的有用資源。成功的最大關鍵在於學生參與的程度，學生愈參與，從活動中獲得就愈多。

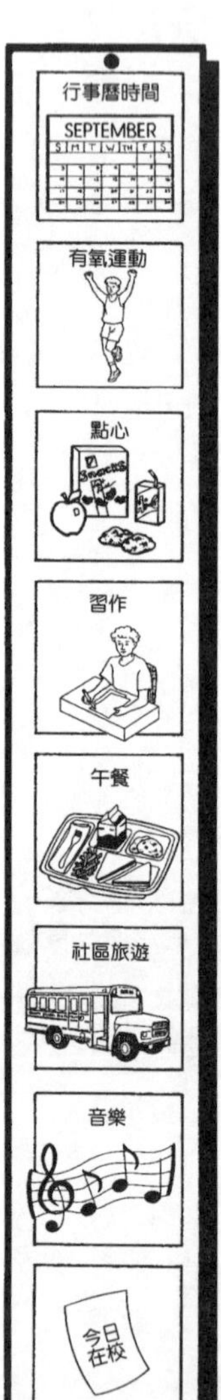

視覺橋梁

視覺橋梁有效輔助學生在家庭與學校兩個主要環境之間，持續進行的訊息，同樣的觀念也適用在其他地方。

今日在校

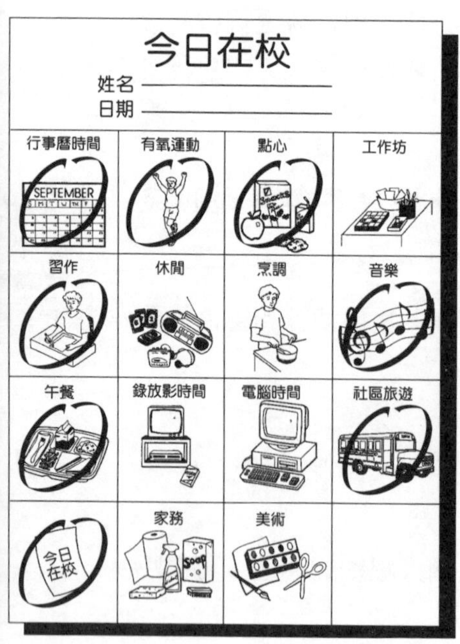

設計以引導學生講述他今天該做什麼，這活動可以總結一整天的活動或強調一些特別事件。這觀念是讓學生回顧白天發生的事，將訊息視覺化帶回家。假若學生不記得，可以回到時間表，引導準備他的「今天在校」。這特定的形式可依據學生的教育程度改變，活動宜涵蓋一系列層面如：

- 在選擇清單的頁面上把時間表上的圖片做記號。
- 從時間表抄活動的名稱。
- 從校外教學蒐集食物的包裝紙或廣告圖片。
- 影印具溝通訊息的圖片或實物。
- 抄填充的句字。
- 書寫原本的句子

這目標是積極參與來準備一些帶回家的東西。花時間回顧或演練將幫助學生記住和組織想法，準備攜帶訊息到下一個環境分享。當訊息視覺化，適合作為學生和其他人分享的工具。這會造成持續的互動，因而分享更多的訊息。

昨晚在家

這系統是針對喜愛或渴望「家庭作業」的學生，和「今日在校」同樣目的，但情況相反。這目的是分享視覺化的訊息，鼓勵學生溝通校外的經驗。當你不知道問題的答案，教導學生語言技巧最困難。當教導溝通時，這形式提供老師更多可用的訊息。同樣的，學生的參與是這活動最大效益的關鍵。很重要的是，學生有責任用一些方式準備文件帶到學校。這過程促進學生開始和參與有意義的對話。

姓名＿＿＿＿＿＿＿＿ 日期＿＿＿＿＿＿

昨晚在家

晚餐我吃熱狗和果凍

看電視時我看卡通

我們的客人是祖母和祖父

我玩樂高

我們前往 K 市場

我上床睡覺在 9:00

設計視覺橋梁

發展視覺橋梁，提供教導廣泛多元技巧的機會。選擇學生可以了解和參與的方法，有效的視覺橋梁可以從下列任何形式或一個以上的組合發展。

組織圖片訊息

使用每日時間表及與特定活動相關的圖片，學生蒐集、標明或以其他形式表示要溝通的訊息。在學生部分可以：

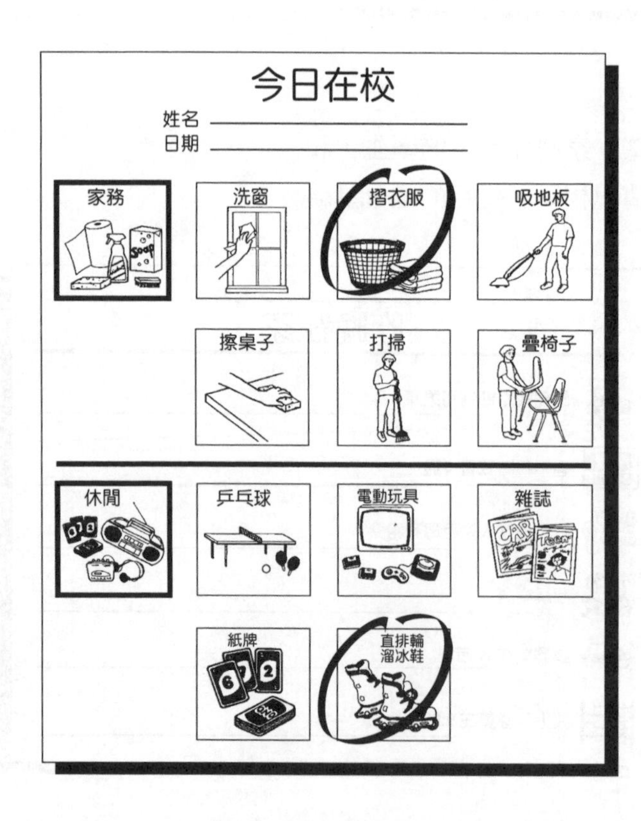

- 影印每日時間表。
- 查看今日時間表，把圖表上的那些圖片做記號。
- 剪和貼重要的時間表圖片、標籤、點心的包裝紙，或任何學生可以辨認的東西。
- 影印標籤、食物或錄影帶的盒子，或其他重要的物品。
- 影印一些值得懷念的東西。

這些活動甚至能運用在書寫能力受限的學生。

口授的語言經驗

設計富語言經驗的故事，鼓勵學生重述日常生活經驗或溝通重要訊息，老師寫下學生口授的想法。比較不普遍的折衷作法是，以一些圖片輔助語言文字活動。試著利用時間表的圖片或手繪素描，即使是非藝術家也可畫得足以讓學生明白。圖片的加入可以明顯改善學生的語言記憶和理解，會把活動從「費力閱讀」經驗變成互動的訊息交換。無法準確閱讀印刷文字的學生，可藉由訊息的圖片觸發，產生實質語言。

今天是2月28日星期二，
我們煮午餐，
煮湯、
Campbell's
吃餅乾，
RITZ
鮑比和琴娜洗盤子，
我們閱讀週刊，
鮑比將圖片上色，
桑恩聽音樂，
約翰玩拼圖，
我們有美好的一天。

我們星期五去農場
我需要兩塊錢吃午餐
我們要吃熱狗
和汽水
PoP

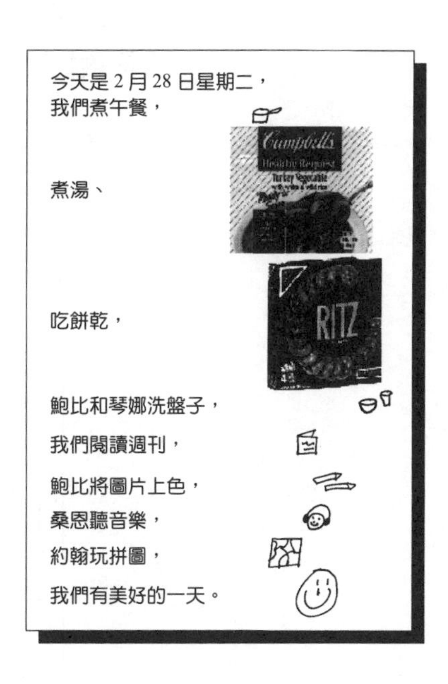

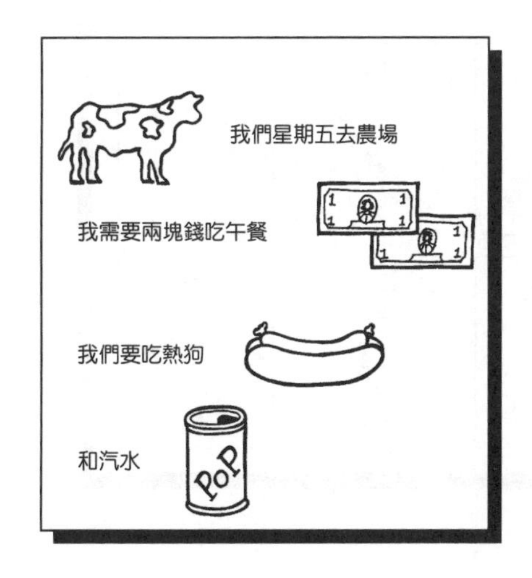

組織書面訊息

對剛出現閱讀和寫作技巧，卻不能產生自發性、有意義書面語言的學生而言，這是有效的方法。

活動的變化包括：

- 學生抄寫時間表圖片上的文字。
- 學生抄寫能傳達重要訊息的文字或簡單句子。
- 製作時間表文字或其他有意義字彙的卡片檔案，讓學生找出來抄寫。
- 抄寫標籤、包裹、菜單及其他資源的文字。

書寫活動可利用紙筆或電腦完成，集中在與學生個人經驗相關的字彙，可改善理解。

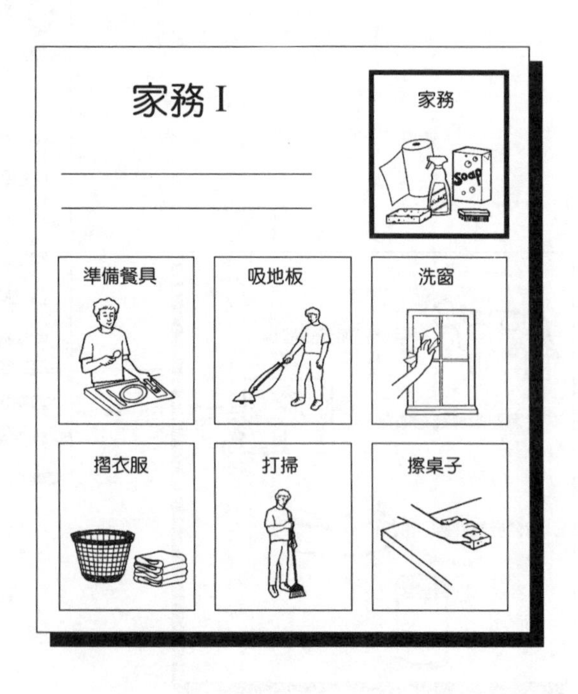

書寫的語言經驗

在這變化的語言經驗活動中，學生寫下來、打字，而不是口授他想分享的訊息。這語言經驗形式的成功，視他書寫語言的能力而定。一種變通的方式是學生口授，然後抄寫口授的文字。另一選擇是提供學生一些形式，可以是填充式的句子讓學生選。試著設計個人字典或文字銀行，輔助學生的寫作企圖。加入圖片在學生的寫作中，可以增加熱忱，讓訊息清楚。

小提醒：雖然有很多方式發展視覺橋梁，但這是已有卓越成果的方法。這結構幫助許多在讀寫邊緣能力的學生，發展出一些有用又具功能的讀寫技巧。成功來自這方法簡單的條理，不需要期待學生有許多自發性語言，他們可以靠時間表或教室的其他視覺工具輔助。所以，對語言表達受限和較完形語言學習類型的學生特別有效。

視覺橋梁可依學生的讀寫能力製作。由於這活動引申他們真實的生活經驗，增加了許多學生的功能性讀寫能力和閱讀理解。

範例

週末我到寵物店，

我看到狗、貓，

最後我買了一條魚。

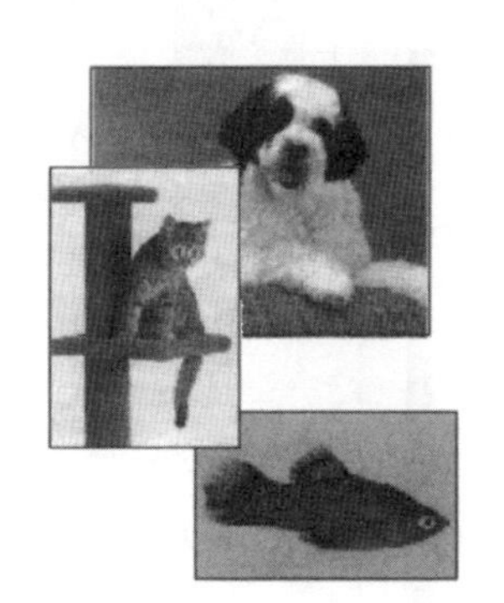

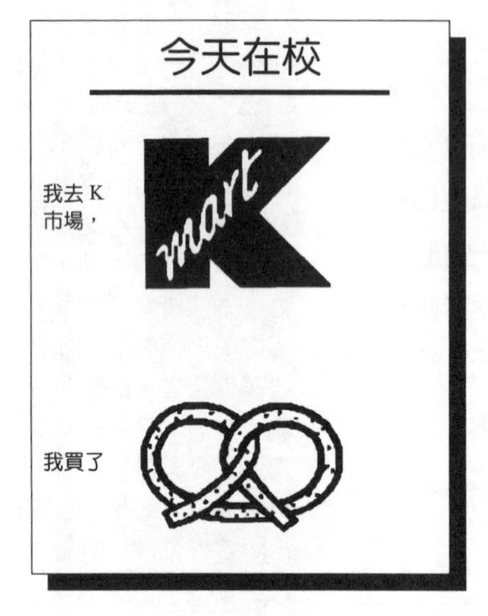
今天在校
我去 K 市場，
Kmart
我買了

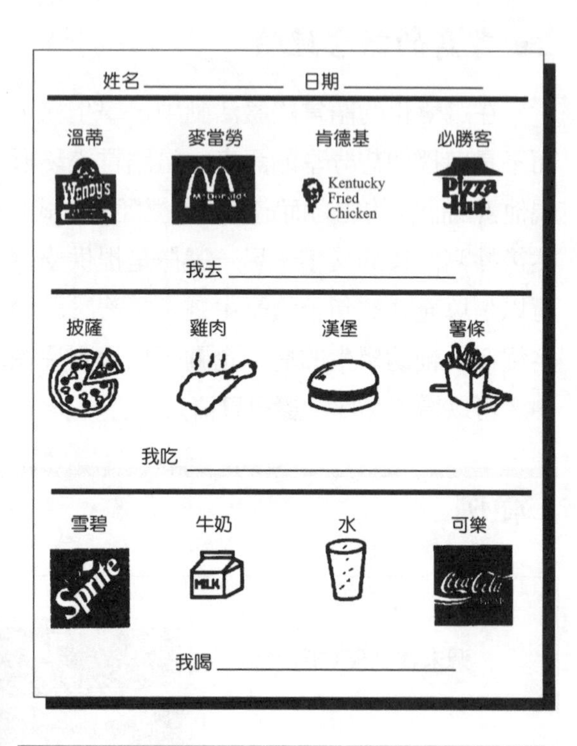
姓名 日期
溫蒂 麥當勞 肯德基 必勝客
Wendy's
McDonald's
Kentucky Fried Chicken
Pizza Hut
我去
披薩 雞肉 漢堡 薯條
我吃
雪碧 牛奶 水 可樂
Sprite
MILK
Coca-Cola
我喝

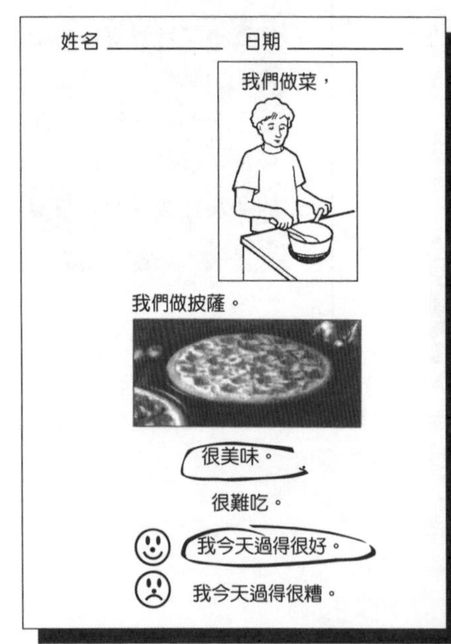
姓名 日期
我們做菜，
我們做披薩。
很美味。
很難吃。
我今天過得很好。
我今天過得很糟。

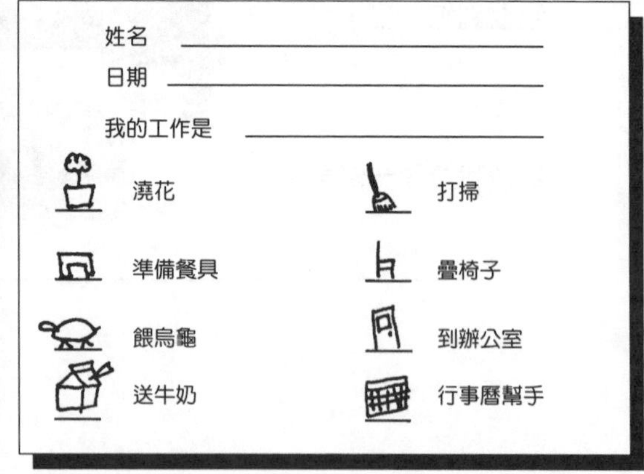
姓名
日期
我的工作是
澆花
打掃
準備餐具
疊椅子
餵烏龜
到辦公室
送牛奶
行事曆幫手

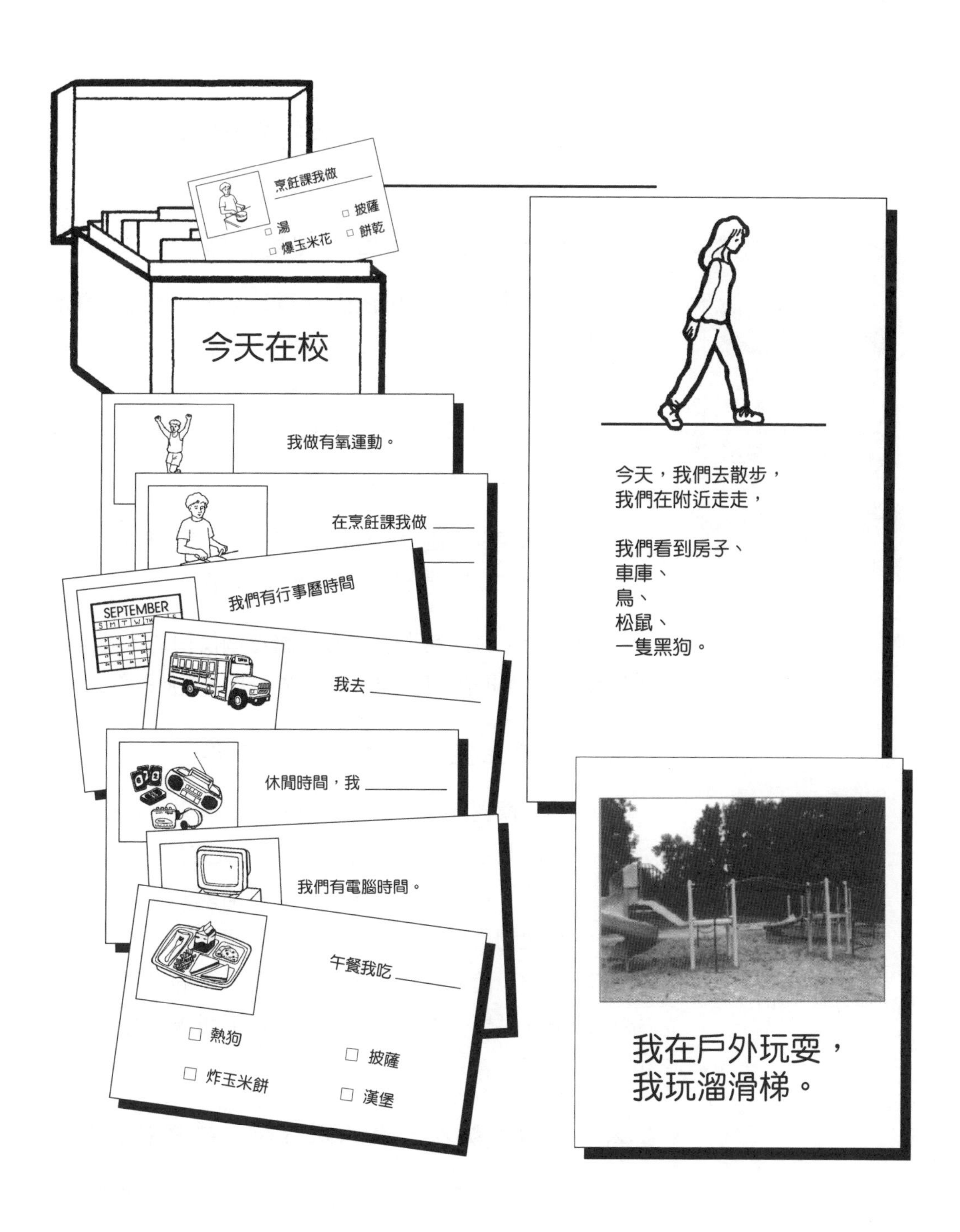
烹飪課我做
湯
披薩
爆玉米花
餅乾
今天在校
我做有氧運動。
在烹飪課我做 ____
我們有行事曆時間
SEPTEMBER
我去 ____
休閒時間，我 ____
我們有電腦時間。
午餐我吃 ____
熱狗
披薩
炸玉米餅
漢堡
今天，我們去散步，
我們在附近走走，
我們看到房子、
車庫、
鳥、
松鼠、
一隻黑狗。
我在戶外玩耍，
我玩溜滑梯。

學校與家庭溝通管道的建議

往往學校和家庭的溝通是家長和老師會嘗試快速寫下便條給彼此。把學校和家庭的溝通變成學生負責的活動，教導學生攜帶或分享生活重要的訊息，這產生功能性溝通的訓練。

用學生容易辨認的視覺形式，鼓勵自發性分享。

1.用學生容易辨認的視覺符號

這些符號的使用目的是為了輔助互動，不是特殊的閱讀指南，假若設計的形式讓學生太難詮釋，會降低自發性，扭曲互動，而無法自然流暢。視覺橋梁是促進和提高訊息交換的工具，不是取代互動。改善學生文字辨認可能是過程之一，但不是首要目的。

2.用文字、圖文或其他符號，讓任何從這溝通工具得到訊息者可理解

當溝通工具跨越環境，必須讓每個使用的人能夠清楚詮釋所呈現的內容。標示圖片讓人們不至於誤解。

3.讓學生盡可能參與準備工作

學生愈積極參與這活動，愈能享有成果，也學得更多。許多完成這訊息交換必備的技巧（決定分享的事件、口授、討論、打字、寫下來、影印、剪或貼等等），適合學生其他的目標。分享環境之間的訊息應該成為學生的核心活動，而非家長和老師間煞費苦心的溝通方案。這目標是提供學生視覺輔助，協助溝通所需或想要分享的訊息。

4.這活動納入一天的課程時，要保持彈性

以「今天我做了什麼？」作為一天開始的活動不合邏輯。在回家前準備家庭溝通的訊息，創造了回顧和總

結一天活動的完美時機。然而，如果不是足夠的指定時間，可能變成無意義的儀式，在離開前倉卒完成。另一選擇是，不論一天的什麼時候，在特殊活動後不久，設計「今天在校」訊息。這提供「捕捉瞬間」的機會，然後在回家前多次演練和回顧該頁面。

這些活動可以邏輯地插入每日時間表，達到符合孩子需要的短期和長期記憶目標。

5.在日常作息中，引入適量的變化

發展**今日在校**和**昨晚在家**的例行活動，促進學生參與分享的機會，日常作息的結構可以幫助他們更完整的分享。另一方面，過度機械化的日常作息，慫恿不思考和儀式化的反應，讓活動目的落空。重複過多會減少效應，活動形式或種類的變化則維持每個人的興趣。思考周延的方案，可以包括日常作息和變化的組合，既助長獨立性功能，也鼓勵納入新技巧。

6.用這媒介教導延伸溝通

溝通，不是完美的語言結構，而是這些活動的目的。雖然這是教導延伸語言技巧的完美機會，但專注太多在語言結構，會抑制自發性的發展。微妙的平衡是必要的，致力於更多務實的溝通目標，如開始對話和輪流可能更有價值。

7.成為多媒體試驗者

用大量的照片、目錄圖片、包裹標籤及其他視覺資源，增強你的視覺輔助。讓學生參與找出和準備的工作。利用原圖或以影印機，縮小或放大實物。假若學生能夠辨認實物或圖片的影印本，增加引用的可能性。利用這些資源幫助學生更覺察地找出環境中的實物，用來輔助提供訊息給他人。

使用學生容易辨認的形式，並不表示不用寫。即使學生不會讀或閱讀技巧受限，把書面文字納入工具。結合文字和圖片，不僅教導學生新加入的技巧，也維持學生快速的辨認能力。

小提醒：為了從視覺橋梁得到更多，有必要讓溝通兩端的人了解目的。試著給學生足夠的時間進行溝通很重要，這樣工具才能發生效應。發展視覺橋梁需要時間，參與他們引發的溝通也要時間。然而學生溝通產生的效益，遠遠超過這活動所付出的時間和努力。

重點：設計溝通環境之間訊息的視覺工具可以：

- 賦予學生分享自己訊息的責任。
- 減少老師與家長溝通的需要量。
- 教導學生傳達更多有效的訊息。
- 使學生能與更多人分享更多訊息。
- 增加人際互動。
- 協助溝通夥伴更妥善地了解分享的訊息。
- 讓溝通更有效益、更有樂趣。

第三篇

多元環境的溝通

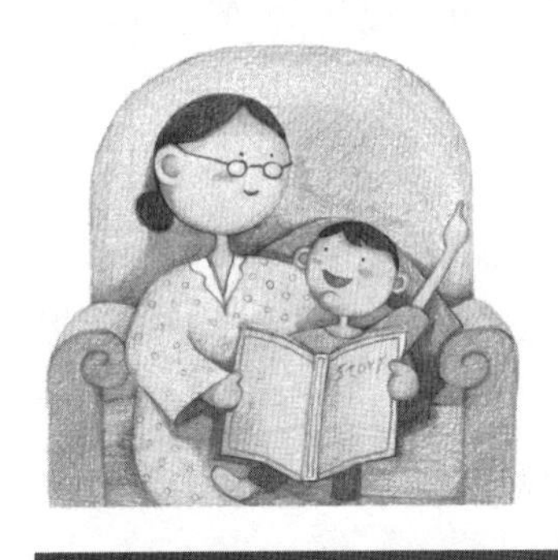

第六章 改善家庭溝通

雖然本書所提出的策略著重在學校環境裡的訓練，但不要忘記溝通訓練的最終目的，是教導學生技巧，以及找到使校外生活更成功的方法。相同的視覺工具不僅輔助教育過程，也支援學生的家庭及家人生活。

這意謂著家庭和學校應該一起合作，做完全一樣的事嗎？

使用視覺工具輔助溝通可以超越環境。雖然一般策略是相同的，但在家庭與學校的執行上有些差異。我們全力鼓吹建立家庭與學校的「一致性」，但兩者間明顯不同。學校可以很人工化的建構，忽略一般家中經常出現的人的變動；另一方面，學生在家中擁有一定程度的自由和自我管理，這是學校不允許的。家庭和學校分別依據環境的獨特需求設立例行事務。考慮至此，所謂的一致性成了一種相似的風格，而不是死板無法修改的。

你建議家中的每件事都應該視覺化嗎？

一位智者曾說：「假若沒有損壞，就無需修理。」如果部分家庭的例行事務與溝通互動運作很好，為何要改？沒有理由只為了「更精緻」或配合另一環境，而改變已運作好的事物。不過，只要能適當地達成目的且令人理解，為何不花些時間和精力試圖改善運作不佳的情境？或嘗試改變因特定原因不得不改的情境？

考慮這些情況

安迪和爸爸有很棒的「準備入睡」慣例，所使用的溝通及慣例是兩人明白的。這是令人愉悅的活動，運作良好，沒有任何問題。那為何要改變呢？問題在於就寢時間若爸爸不在家時，安迪無法執行慣例，除非爸爸在家。這是困難之所在，也是介入方案的切入點，可使用一些視覺輔具，幫助安迪在爸爸不在時處理事情。為什麼會發生問題呢？爸爸不在，安迪反對上床睡覺嗎？還是他難以轉換到慣例的不同步驟？確實的輔助策略應以解決爸爸不在時的困難為目標。視覺工具可以提供安迪所需的訊息，引導他完成一系列的活動。不過，這不意謂著爸爸及安迪需要改變慣例，只是爸爸可以發展一些特殊策略，在他不在時輔助安迪。

我試著與某一家庭合作。我們製作一些家庭海報和圖片，但並沒有持續很久，媽媽表示已厭倦家裡看起來像學校一樣。

溝通輔助必須符合家庭審美觀和功能的需求。如果家庭成員對這工具感到不舒服，不管什麼理由，其成功使用的機會降到零。這些工具不會被使用，也無法達成目的。為了成功融入家庭生活，原來在其他地方可用的設計可能需要再修正。這裡有一個範例。

考慮這些情況

傑利的媽媽和學校老師合作發展一套圖片，擺在廚房溝通有關他的食物選擇。起先，媽媽熱中於圖片，將圖片掛滿整個廚房，傑利也很喜歡。後續追蹤顯示，媽媽已經取下圖片，不再使用。她厭倦了這些圖片「掛滿整個廚房」。明顯地，圖片在傑利溝通上的價值，被媽媽渴望整齊廚房的期待凌駕。遺憾地，移開圖片是她唯一接受的解決方式。

修改現有系統時，必須同時考量傑利的溝通需求與媽媽的審美觀。發展符合雙方需求的形式是可行的。舉例而言，蒐集圖片放在箱子、相簿裡或冰箱上，而不是掛在櫥櫃的門上是可能的解決之道。

這是另一種情況

查德需要學習更獨立地執行洗澡的例行程序。媽媽請老師協助。很快地，他們共同仔細地製作了一個 2'×3' 海報板，包含很棒的獨立洗澡步驟分析。查德可以閱讀和理解海報，所以預期不久之後，他在家可以掌握這些技巧。問題是，你要把大型海報板掛在一般家庭浴室的哪裡呢？遺憾地，缺乏便利性破壞了這方案。

不論意圖多好，有多努力，方案仍無法順利運作。不過，小小的改變可能產生明顯的差異。令人遺憾的是，當花費許多努力只得到失望的結果，人們就會放棄未來發展輔助的嘗試。幸好，提醒一些可行與不可行之處，將更可能成功。

居家簡易概念

利用本書所描述的視覺策略，可以多方面輔助家庭溝通。當呈現許多概念時，要知道從哪裡開始就變得太龐雜，而最佳的家庭系統與策略是每次引介一小部分。這是開始的一些方法。

用冰箱作「溝通中心」。到辦公室用品或手藝店購買：

- 一包磁鐵。
- 黏貼紙條、黏貼磁鐵。
- 背附磁鐵的透明壓克力相框。
- 磁性的夾子或鉤子。

一旦你有磁性的工具，你會驚訝地發現到可掛的東西。利用冰箱放置視覺工具，提供孩子訊息。

創造一個家庭訊息中心。找一本大方格的日曆，如果你有地方可以容納，桌面般大小很好用。利用這日曆來提供所有家人的消息，包含像這樣的事情：

- 家人去哪裡？
- 他們什麼時候晚回家？
- 他們什麼時候不回家？
- 例行事件什麼時候發生？
- 特殊事件什麼時候發生？
- 什麼時候朋友來訪？

購買口袋型相簿。離家時，有些小到可以放入錢包或口袋是最好的選擇。開始蒐集視覺物品，收在離家時可以提供孩子訊息，包括：

- 你要去的地方。
- 做的選擇。
- 遵循的規則。
- 協助改變或轉換的事物。

開始收集有價值的視覺物品。保留一個收納盒，放置你發現的可能有些天會派上用場的視覺物品。有時，你會找到你不十分需要的適當東西：在雜誌或者廣告裡的一張照片、最喜歡餐廳的菜單或某家商店的折價券。請勿抓狂，只要有效率。留意「免費贈品」，如許多餐廳可以帶回家的影本菜單。這將提供你與孩子外出用餐前查看及準備的機會。

購買照相機。參考第九章有關照相機與拍照的建議。這裡的概念是記錄對孩子真實和有意義的事物。攜帶照相機在車上，當你旅行到一些對孩子有意義的地方時，拍張照片加入檔案。不要強迫自己到城裡四處走走，弄得筋疲力竭，只要拍一些日常生活照片即可。如果是一張快照，讓孩子參與把照片帶回家，放進相簿。

你可以利用照片談論將發生的事。為生活中經常出現的爺爺、奶奶、朋友、鄰居拍張照片，利用照片告訴孩子將發生的事，譬如利用爺爺和奶奶的照片，告訴孩子他們今晚會過來吃飯。然後，將照片掛在冰箱上（用磁鐵），準備一整天查看。

利用周遭的家庭工具。尋找家中現存可以用來輔助溝通的東西：時鐘、廚房計時器、電視週刊、日曆、包裹上的標籤。你或許已經使用其中一些了。當你集中於「視覺」時，你可能看到以前未曾想過的機會。

協助孩子安排空間。整理他的私人空間，為每樣東西找特定的位置。利用箱子和收納盒分類、組織及歸檔，將空間和抽屜貼上標籤。

也安排其他家人的空間。協助區分你的和不是你的，可除去很多問題發生的機會。

提供孩子活動的機會。讓他參與發現、取出、收拾及攜帶視覺物品的機會。讓他把東西掛上、劃掉日曆或目錄上的東西，及剪下折價券。

找出孩子可攜帶的東西。轉變對孩子經常是困難的，提供孩子一些與目的地相關的東西察看和攜帶會有幫助，例如：試雜貨店使用的折價券、購物中心的購物單及乾洗店的一些衣服。

指定特定的位置放視覺物品。如果你買了相簿，將照片放進去，但需要時，卻找不到，那時挫折感將壓倒你的努力。可試試一些地方，像冰箱、前門、車子手套箱內的錢包，或使用某些事物的特定房間。

將視覺物品擺在孩子容易使用的地方。將視覺物品放在孩子搆不到的冰箱上，難以達到目的。如果孩子對視覺物品產生情感，不要感到驚訝。有時，家長描述孩子將視覺物品取下，帶著到處走已經成為慣例，強調這些視覺物品的溝通價值將變得更加重要。

將視覺物品放在需要的地方。食物項目可歸入廚房，在浴室或臥房使用的工具則可以留在那些位置。從臥房跑出來，到廚房拿圖片帶回臥房並不方便，有些東西你可能決定在不只一個地方備有副本。

從一件事開始。你需要從一張圖片、照片、標籤或標誌開始。很棒的是你有想法，知道要去哪裡，但從簡單開始。讀完本書的建議之後，你可能已經確認有幾種對孩子行得通的技巧。但仍然得從一件事開始。然後，每次計畫一小部分。在六個月或一年內，你將蒐集在家輔助溝通的小東西，得花這麼長的時間計畫，慢慢地進行。只要不是慢到沒有進度就好。

使用工具。有些人是「蒐集者」，不是「執行者」。在集合視覺工具時，這是會牽涉（或過度牽涉）的事；然而，除非被使用，這些物品不具任何價值。逐漸地蒐集與使用視覺物品是重要的。如此，不僅有助於讓你知道什麼最有效，同時避免你花許多的心力在蒐集無法派上用場的事物。

教導孩子如何使用視覺工具。只擁有這些視覺工具是不夠的。當你與孩子溝通時，必須一貫地使用工具，如此他才能學到工具的價值。

賦予孩子責任。讓他盡可能地參與創造和使用視覺工具。教導他們適時取出及收好東西的責任。理解這樣的概念後，學生普遍會主動地讓你知道還需要額外蒐集什麼東西。仔細聆聽，他們將告訴你想要和需要的東西。

小提醒：視覺輔具可提升全家的溝通，並非為了特殊需求的孩子而已。把視覺輔具變成家庭方案，抓住概念，創造適合全家的視覺工具。

居家成功的可行與不可行性

視覺工具是為了支援任何需要輔助溝通的地方。豐富家庭的策略有許多種方法。這裡有些引導想法的概念，讓你的付出獲得成效。

理念

可行：確認家庭與學校的差異。需求不同，環境的要求也不一樣。

可行：記住家庭的溝通需求和目的，與學校不同。

可行：記住家庭可能有許多運作得不錯的常規和互動模式，不需要改變。

可行：認清學生在家裡可能具備一些適切互動的技巧。然而，離家後，他們可能無法處理類似的技巧或情境。或者，他可以好好處理其他環境的需求，卻難以在家中執行。

可行：記住解決困難的方法來自「許多小片段」，而不是某一戲劇性的大改變。

可行：記住視覺策略不是「治療」，而是蒐集大量的工具，如果能符合需求，加以使用，將很有幫助。

可行：確認溝通夥伴間的溝通互動必須有效。如果在相當複雜難懂和簡單快速容易的方法之間做選擇，大多數的人會採用最容易產生預期效果的方法。

可行：讓溝通輔助盡可能以普遍能理解的形式，會促進其他家人、鄰居、保母及親戚等人的使用。

規畫

可行：確認創造居家視覺輔助前，先花時間規畫。不管怎樣，投入的時間會正向地改變參與的情形。

可行：記住學生可能需要訓練（再訓練）在家使用視覺工具，即使他在學校或其他環境能成功使用工具，類化到家庭可能需要額外的協助。換言之，相同或類似的工具即使是學校例行作業之一，在家使用還是有差異。

可行：一次只發展一項視覺輔助。

可行：記住發展視覺溝通輔助系統是持續進行的過程，應如同生命的進化般持續地改變、增加、刪減及修正。假若這些改變無法伴隨需求的變化，這方法將不能迎合他們的潛能。

可行：了解你不需經歷冗長的規畫過程。針對一個立即的需求，提出簡易、立即的解決之道。

合夥關係

可行：為了視覺工具的概念，建立老師與父母間的夥伴關係。這是高度個人化的手藝，相較於期望他人嘗試揣測你適合用什麼，製作自己的工具，可以更有效地符合需求。其實，家庭和學校的一切事物，不必也不用完全一樣，但協調有幫助。

可行：確認所有人在合夥關係中，不需想法完全相似，不論是對需求的理解，或是對需求提出的解決方法。

可行：在規畫及準備居家使用的視覺工具時，盡可能納入學生。他的投入會令你感到驚訝。

可行：在設計和使用視覺工具時，納入其他家人。當每個人了解視覺工具的目的時，會更有意願參與使用。

讓視覺溝通成為家庭事務

可行：記住許多視覺輔具將在整個家庭中運作，例如行事曆中納入所有家人，或為所有孩子製作視覺版本的規則。

可行：考慮為全家使用標籤系統、色彩編碼及其他有組織的策略，而不是把視覺溝通輔助，當作某一孩子的「額外工作」。試著把這些概念融入一般家庭生活中。有特殊需求的孩子愈成為「全家如何做」的一份子，這系統將更具效益。

可行：尋找利用視覺輔具支援與他人關係的機會，如保母、鄰居、訪客等。向他們解釋這些工具是什麼，及用來輔助孩子的目的。一旦人們理解，他們會更熱心地參與。

形式

可行：了解什麼是居家最好的運作形式。大多數家庭較不熱中在牆上掛個巨型的海報板，而是喜歡在冰箱上用磁鐵掛東西。

可行：改變沒有作用的物品。第一次嘗試可能不完美，然而，一旦你試著使用某些東西，你會得到如何做得更方便或更有效的概念。

可行：使用工具時，一定要確切地在上面寫下你所說的或做的事，讓每個人都能理解。

可行：記住納入已經自然存在家中的視覺輔具，不需要把每件事都弄得很特別。電視節目單、食物包裝和包裝紙、廣告信的折價券和實際家庭用品等，如果適當地使用來輔助溝通，可以成為成功的視覺輔具。

可行：保持簡單。你比較能堅持到最後成功。

給家長的一封信

與特殊需求的孩子住在一起，在養育上，和其他孩子有相似及相異之處。養育小孩是一種學習及放手的過程。你處理二歲孩子的技巧，在他五歲、九歲或十六歲時，證明是無效的。隨著孩子長大成熟，他的需求也跟著改變。隨著需求改變，養育子女的技巧也需要修正。在這方面，所有孩子帶給父母相同的挑戰。

父母逐漸感到疲乏。維持家庭與家人的平衡，經常需要投入更多超過他們可以承擔的精力。因此，期盼實施視覺策略讓每個家庭生活更容易些。為了真正執行這個概念，必須是一個動態的過程。隨著生活需求的顯露，事物也需要發展及改變。

記住，視覺輔助的概念不只是精心準備工具而已。簡單的技巧像提供孩子一張報紙折價券，一樣能夠傳達許多訊息來引導某一情境。一旦建立視覺思考模式，你會看到許多可用的小事物。對自己施加強烈壓力來製作精巧複雜的系統，引起的壓力可能多過所能解決的。相反地，把一些努力放在應付少數具挑戰性的情境，可以產生很值得的結果，關鍵在於許多小事物，但從一件開始。事實上，沒有任何公式可計算多少是正確的數量，只有你有答案。

祝你有個成功的旅程。

重點：視覺工具是家庭最佳的資源：

- 提供訊息。
- 提供架構和條理。
- 管理行為。
- 輔助溝通與獨立運作，為家庭帶來較大的樂趣。

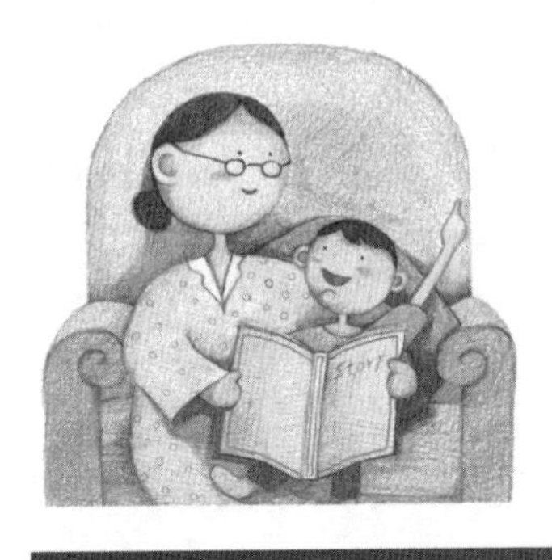

第七章　社區的溝通

當今日益增長的趨勢是教導特殊需求的學生盡可能獨立地生活在社區——「真實的世界」，這教育的方向帶來五花八門的新阻礙。所以，協助學生發展功能性綜合溝通方法最大的挑戰之一是使用有效的溝通策略來積極參與社區。

關於教導社區參與的溝通形式，理念的多元令人驚訝。所依據的理論從純粹主義到講求實務。然而，不管支持的是何種思考模式，必須考慮幾個因素。

理解線索和訊息、提供資訊或提出請求，為社區成功必備的溝通功能。學習詮釋環境就和表達一樣重要。

為了討論的目的，社區被界定是家庭或學校之外學生去的場所。社區可以包括鄰近地區、購物圈、餐廳、其他家庭、教堂、醫師辦公室、旅行及學生可能拜訪的地方。

第一個事實：任何學生在學校和家庭可運作的事物，擺在較不熟悉的情境與人群中，其表現在很短的時間內就會大打折扣。

第二個事實：社區人們的個別溝通能力及對溝通失敗的忍受，相當多樣化。不管學生具備何種技巧，溝通的多變讓他們不容易準備就緒。

第三個事實：相較於規畫良好的教育環境，或井然有序的家庭環境，社區無法預測，又不具結構。分享訊息、得到指示及理解如何完成個人目標是如此多變，對沒有溝通障礙者往往也是挑戰。經常地，溝通困難者得面對表面上難以克服的障礙。

教育工作者和家長的目標涵蓋理想主義到悲觀主義的範圍。成人對學生在社區表現的期待，無法反映學生真正的潛力。有時，學生被過度保護，以至於沒機會經由訓練和策略性發展輔助來達到獨立。相反地，當努力為學生調整，人們可以看見進步；有時卻無法認定有多少成功，是他們本身適應和調節的結果。這會造成學生在其他環境也會成功的錯覺，幫助學生準備好在社區互動需要非常務實的方法。

本章節的目標是提供架構，考量視覺溝通策略在學校和家庭外的運用。這目的不是提供輔助溝通的深度討論，這些討論也不回答溝通訓練產生的所有理念性問題；而是將焦點擺在討論視覺輔助如何延伸至另一環境，這對學生而言，更為重要。當考量他們的社區參與時，別忘了曾在討論中出現的一些基本觀察：

- 視覺工具輔助溝通的所有環節，包括理解、組織及表達。
- 視覺輔助是每個人的環境之一，供所有的人使用。
- 大量需求有時是從許多小部分累積而成的。
- 書中的任何概念可以調整來符合社區的需求。

建立社區參與的目標

考慮到現行社會與教育趨勢是提倡障礙者積極參與社區，這段落的範圍將關注在那些有獨立潛能，或能監測社區中表現的人。雖然學生達到社區目標的成功程度，經常取決於溝通能力，但很多嚴重溝通障礙者透過一些訓練和輔助，也能很成功地在社區環境中發揮功能。

學生如何在社區準備就緒，似乎存在很多分歧的理念。

是的！某一理念提倡社區應該為特殊需求者提供許多方便的設施；相對地，另一方的理念則認為特殊需求者必須學習代償能力，使他們能有效地進入社區。當社區還在為這些理念爭吵不休時，教導學生具備某些敏感度是必要的，這讓他們準備好在所生活的環境適當地發揮功能。依此而論，需要提出一些問題。

問題是什麼？

雖然有很多問題，但下列是考慮的重點。

問題一：學生的家庭目標為何？

這是關鍵問題，否則花費時間教導學生，卻無法達到目標。他要住哪裡？他要在哪裡工作？他將與誰共度時光？他要去哪裡？他須負什麼樣的責任？這些問題的答案將作為基礎，提供個別學生設定欲學的技巧。視學生的年齡、能力、家庭態度及居住的社區，所依據的理念也有很大的差異。重要的是，別忘了隨著家庭理念逐步形成、學生年齡增長及所習得的技巧或缺乏技巧浮現時，答案可能隨時間而變。

問題二：什麼是學生在社區中，現存的和未來實際的可能性？

在青少年或成年期，他能夠獨立或運用較少的輔助在社區生活嗎？他常常需要協助或督導嗎？他是否在社區表現適當的行為，了解慣例，只是缺乏特定的溝通能力？他可以適切地溝通，卻需要輔助處理必要的例行事務來完成目標？溝通失敗只因學生需要被教整套行為和技巧的一小部分嗎？確認你為社區的學生所設定的主要長期目標，是複雜、精密的溝通或是可以獨立自主？他的社區參與是否反映，可以完全自主完成所有成人的任務和責任？或是他學習如何參與選擇性的活動和例行事務？他的社區環境有多容忍？在他要去的地方，對他的了解有多好？在街角商店規律性接受款待與突然到購物中心是非常不一樣的。

哇！有許多要考慮的事

不但如此！而且重要的是，以長遠的眼光來考慮學生全面的需求，否則，容易花許多時間教導技巧，卻沒有符合真正的需求。甚至，更徹底的失敗是在他進入生活時，未提供輔助來提高他的參與，使其生活更為滿意。一般學生在學校學習技巧，不需特別訓練就能類化到其他生活領域。自閉症或其他中重度溝通障礙者，通常需要訓練及輔助來滿足非常特定的需要。當然，我們想要在所有教育領域都如此做，但與社區的接觸有些許不同。

為什麼社區溝通不同於學校或家庭？

與較熟悉環境相較，社區較缺少彈性和寬容。社區複雜的需求，加上往往缺乏彈性和調節，造成待克服的一大障礙。通常，我們很少能掌控社區規定的變更；不過，我們有很多種視覺策略的方式，可以運用來完成一些生活例行事務。這對所有人來說往往相當困難，這也就是為什麼商家行號很辛苦創造了「使用者便利」的系統和程序。由於我們方案的學生得花較長的時間學習，必須鎖定他們的需求，以充分利用時間。

好！現在我需要加入這些視覺概念，要如何進行呢？

記得我們談論到的，有關學生能完全理解、自我安排及向他人表達意願的能力。藉由運用社區已存的視覺輔助來提升理解力，雖然其他學生可能不需要特別訓練就會使用，但許多我們所談論的學生，需要特別教導如何使用訊息及輔助以達到最大效益。經由視覺策略，可多方面提升個人的組織系統，不論是環境已具有隨手可及的現有輔助，或是藉由設計符合特定需求的個人輔具。

當談到功能性的閱讀或學業時，一些教育工作者開始列舉「典型的標語」，如停止、行動、小心。你最後一次使用這些線索是什麼時候？現在想想你常用的其他視覺訊息，如這條通道開放、拍賣、價格標籤、菜單及收銀員等。確認你鎖定最有用的技能來教導，而不是買包裝整齊的套裝產品而已。

對於會說的學生呢？他們不是不需要視覺輔助嗎？

別忘了，不論是口語或非口語的學生，都無關緊要。視覺輔助幫助他們理解得更好。此外，會說的學生利用視覺輔具協助自我表達，經常也有幫助。不妨考慮這些到當地餐廳的行程情況：

- **構音不清楚的學生：**非常了解他的人可能不難理解他，但陌生人總是不知道他在說什麼。
- **訂購困難的學生：**他不記得想要的東西或忘了訂購所有的項目。
- **在訂購過程無法記住或理解如何回應店員問題的學生：**當他點漢堡時，店員問他：「你要的是特大漢堡或特小漢堡？」他知道如何回答嗎？
- **沒有能力算錢的學生：**他不能算出他是否有足夠的錢買想要的東西、要給收銀員多少錢，或離開時要給多少小費。

這些學生全部可從視覺工具中得到好處。別忘了，這些視覺工具的多方功能可提供必要架構，使選擇的任務更容易有效地達成。輔具可能不是溝通主要方法，但可用來輔助學生整理思緒，使溝通更為簡潔扼要，提供作為訊息交流的論壇或協助在情境中做必要的決定。

愈考慮愈能了解到事情的複雜度。要如何發展社區的視覺輔具呢？每件事物都會隨著場所改變，你無法像在較有限制環境一樣的掌控。

那是問題所在，也是評估問題如此重要的原因，因為非常以學生個別的需求而定。你無法說清楚現實世界的所有變數，但可以教導學生有效的慣例和代償的方法。有些視覺工具可當作一種生活型態來執行，其他的則可作為階段性訓練工具，當學生的需求改變，便取消不用。

何種類型的視覺策略有用？

我們的發現只是冰山一角，而書中的任何概念都可以改進。第一步應教導學生使用已經存在的輔助。如果學生知道如何詮釋這些訊息，標誌、菜單、實物及其他任何事物都可用；然後要有創意。別忘了，基本的目標是致力於獨立。

哇！我必須說，有太多東西要教了！

當前技藝教育實施建議使用上而下的學習系統，教導有特殊需求的學生。這理論提到，如果根據發展的常態來訓練學生完成技巧，考量其學習速度，他們可能永遠無法完成這些步驟，他們可能永遠學不會一般學生可達到的所有步驟和技巧。因此，如果鎖定終極目標，他們的學習時間將更有效地運用，這樣才能教導學生完成

一般的教育計畫教導一般性技能，以為學生會將這些技能類化到生活環境。但這不會發生在我們學生身上。這裡的基本想法是非常明確地鎖定你想達到的目標，然後你可以明確教導達成目標必要的技能和提供輔助。

既定目標需要的特定技巧。這理念適合現今界定特殊教育方案的「根據成效的教育」（Outcomes Based Education）。

好，那麼我們從哪裡開始？

「社區溝通評估表」將指引一些學生技巧和環境需求的觀察，以界定你的方向，然後：

- 找出學生想要會做的事物，可指示你從何處開始。
- 以學生現在或想要參加的活動類型為目標。
- 確認他的同儕在這些範圍內能完成至什麼程度，作為你決定的參數。

根據本書的主題，這社區評量的目的是關注在進入社區所需要的溝通元素。一旦你得到溝通的「思考模式」，你開始了解到大部分的事務和行動都有溝通的元素。關注在情境中的溝通需求，將出現許多機會，可以使用視覺輔助來協助學生達到更大的成就。

社區參與評估

愈來愈多教育方案延伸訓練至社區環境。相較於假設學生會如何處理，觀察他在社區互動和業務的處理，可獲得更多的訊息。同樣地，在社區環境訓練的結果優於經驗模擬。

雖然觀察將產生豐富的訊息，但評量結構應包含四個主要問題：

1. 學生現在的技能**有效**嗎？學生是否能明確且堅決

地試圖完成欲達成的目標？沒有特別的困難嗎？他的行為是否反映出對環境需求的理解？

2. 學生現在的技能有**效率**嗎？是不是任務可以輕易地完成，少有挫折或混亂？
3. 完成學生目標的現行方法**容易使用**嗎？每位涉及的人都了解他們需要知道的嗎？
4. 現行制度能夠反映在社區的**合適性**嗎？這制度鼓勵和讓公眾容易參與嗎？或重視公眾場所往往必需的時間限制？
5. 這訓練是否朝向**更為獨立**的目標？

當你確認評估特定的社區活動時，稱之為「社區溝通評估表」將指引你的觀察：評估環境、確認成功參與環境所需的特定溝通技巧，以及評估學生在活動中的表現。這些問題的答案將形成下決定的架構，包括：(1)教導何種技巧；(2)現存供學生使用的環境輔助為何；(3)何處需要視覺工具的額外協助以增加獨立性。

社區溝通評估表

姓名________________日期______________

出生日期／年齡________評估者____________

◎情境

學生將參加什麼活動？

□用餐 □逛街 □其他：________________

□差事 □約會 ________________

□工作 □娛樂 ________________

學生攜伴或自行參加？

學生將在熟悉或陌生的環境？

達成的目標

□用餐

□工作

□參與休閒活動

□購物

□退還（瓶子回收、退貨等）

□詢問訊息

□完成特定的事務（銀行存款、付帳、醫生預約等）

□其他：________________

完成目標的必備的技巧

◎環境

場所的類型

□小型獨棟商店　□教堂
□辦公大樓　□診所
□大型環境，例如購物中心　□公共娛樂場所
□其他：＿＿＿＿＿＿＿＿

特殊需求

□找到想要的場所　□做選擇
□知道出／入口　□遵守規則／程序
□其他：＿＿＿＿＿＿＿＿　□找到洗手間

需要使用何種無障礙環境？

□開特定方向的門
□引導的標誌、箭頭
□排隊的線
位置：□電梯　□電扶梯　□房間號碼
□走道　□專用櫃台
□其他：＿＿＿＿＿＿＿＿

在這環境中成功必要的規則和慣例

在這環境中已使用的援助或輔助為何？

在這環境中可使用的提示或協助為何？

人　　員：□秘書　□特別志工　□店員／收銀員
□接待處人員　□警衛
書面資料：□指示　□使用指南　□標誌

◎溝通

情境中的特定溝通需求：

理解

口語溝通：

- □聽名字／數字／輪到的號碼
- □理解要求和問題
- □理解訊息、解釋或是與他人的談話

非口語溝通：

- □手勢
- □肢體語言
- □面部表情

閱讀或詮釋：

- □標誌
- □菜單
- □地址／房間號碼
- □圖表／目錄／名牌
- □遵循程序的說明
- □操作機器的說明
- □確認特定品目／產品／品牌
- □辨別標籤／尺寸／種類／顏色／味道
- □確認價格
- □確認對象（例如：收銀員、業務員、安全人員）
- □只找零／機器只收專用硬幣
- □採購單

表達

表達性溝通：

- □提出請求／抗議
- □提供訊息／回答問題
- □社交性談話

書寫：

- □簽名
- □填表
- □標記箱子、記分

◎學生

在確定的社區場所中，學生目前的表現在何種程度？

同齡的學生如何處理這樣的環境？他們的參與在何種程度？

學生如何使用身邊可得的輔助和協助？

哪裡出現溝通障礙？

發生溝通障礙的當下，會出現什麼事？

學生需要學習什麼額外的技巧？

學生需要學習使用什麼樣的環境輔助？

什麼樣的視覺輔助可以發展來幫助學生準備、組織及實現目標？

什麼訓練或輔助得以幫助學生完成目標，變得：

□更有成效
□更有效率
□更適合社區
□更獨立

當這學生離開學校時，被期待的參與是何種程度？

□獨立
□部分獨立
□部分參與
□輔助

在社區創造成功

當學生參與社區環境時，視覺策略可提供輔助；正如學生在豐富視覺輔助的學校和家庭環境中表現較好，他們也可以從社區的協助中受惠。

考慮本書所提的觀念，什麼是學生外出到社區的最佳溝通方法？

既沒有一種正確的技巧，也沒有簡單的公式，答案可能演化自許多小片段。評估學生所到之處的個別需求將得到答案。當進行這樣的過程時，下列是一些「可行」的事。

可行：徹底地評估那些需要在環境裡發揮功用的技巧

整體任務分析的結果往往令人驚訝。在社區處理簡單的交易，一般需要的步驟及溝通元素，比我們所理解更多。

可行：鎖定成功必備的技巧

確認學生已可以適當處理的部分。別忘了，社區可接受的行動範圍很廣。目標是成功，而不是完美。

可行：關注教導學生完成他的目標需要學習的例行事務

現今的學習理論建議把所有的例行事務當成一大塊

來教，而不是教導單獨的技巧，同時期待學生能消化成為整體。因此，當參與所有例行事務時，背景將提供隱藏線索來給予額外的輔助。

可行：訓練學生從現存環境中的輔助獲得訊息

如果學生知道如何利用，環境充滿著標誌、實物、菜單和其他各式各樣有用的工具。閱讀菜單以獲得訊息；核對折價單的圖片與架上的物品，瀏覽可取得的選擇。找出、閱讀及遵循標誌和指示來指引活動的進行。許多學生無法適當地使用手邊的訊息。注視、動作表達或指出來引起注意，彼此相互指示，是幫助學生得到更多訊息的一種技巧。

可行：教導學生如何指出或參考環境中的事物輔助溝通意圖

動作表達或指出來的相互指示，幫助傾聽者更迅速理解正在溝通的事物。使用菜單作為指出想要品目的自然溝通板；指著標誌表示某一請求，教導學生注意相互指示來增加溝通的意圖，這將鼓勵傾聽者也使用這些指示，如此可提升互動的效率。

可行：追求簡單

拿出口袋或錢包內簡易線索卡做好工作，是否與較大或笨重的選擇一樣？預先填好表格或準備複製樣品，不是比花寶貴時間記住訊息來得容易嗎？在每一場所或處置使用單獨的工具來互動，比企圖涵蓋一切的大型工具容易。

別忘了，口語的學生也可能需要輔助來整理思緒或幫助修復中斷的溝通。

可行：考慮訓練學生使用擴大性輔具，輔助與他人訊息的交流

如果妥當設立，工具能輔助學生和社區兩者的理解與表達。訓練學生處理及把工具放在適當位置，鼓勵其他人一起使用。

可行：別忘了，學生可能難以理解對他的要求

建立視覺工具的使用來彌補這落差。如果輔具在即時理解時夠簡單明瞭，許多溝通夥伴會自然地指向工具，來協助溝通的過程。

可行：設計大小方便使用的工具

適合口袋、錢包或皮夾的工具最容易攜帶，儘管以方便的尺寸為目標，但書面的文字與圖片符號需大到能很快辨認。

可行：使用人人能理解的符號來設計工具

應該讓不熟悉的人也能立即辨認出所呈現的想法或訊息，圖文並用幫助使這意圖清楚。

可行：了解學生的需要或渴望是非常可預測的

簡化溝通輔具做調整。如果他到最喜歡的速食餐廳，每次都點相同的餐點，或許在溝通工具只需要那些品目。如果他遵循相同的慣例或一貫地需要同樣的協助，工具應該以他的需求為特定目標，不要弄得更複雜。試圖考

慮所有可能的選擇使得溝通情境太複雜。

可行：到社區前預先準備

別忘了，視覺輔助可以同樣幫助學生和社區的人。

現今許多流行服飾沒有口袋，或口袋太小了，不好用。試著使用腰包，對男生和女生都很實用。這樣，學生才能對個人的視覺工具負責。

提前做準備可以幫助節省實行時間，例如預先閱讀菜單、準備點餐、確認學生成功的攜帶錢或製作採購單等工作，使社區的校外教學更具教育性、更成功。因此，預先考慮到特定溝通的需求，並做好準備。

可行：教導學生完全管理視覺輔助的方法將更有效

考慮擺放的位置或如何握好。當使用工具輔助與他人溝通時，強調協調及精確的指出，並著重握好品目讓其他人看得清楚。學生需要學習留意，以確定傾聽者是否注意到。

可行：教導學生對個人的工具負責

前往社區時，記得攜帶視覺輔助工具。在人際互動期間，記得在適當時間使用，並收好供下次使用。照顧工具也是常規重要的部分。

可行：考慮環境的時間限制

如果你在午餐尖鋒時間到速食餐廳，費時的點餐方法是不合適的。學生需要有能力完成交易，卻不至於將不適當的要求加諸在他人的身上。在時間元素非關鍵的情境中，更繁複的選擇可能較為合適。

可行：對社會大眾詮釋學生溝通意圖的能力保持敏感

社區人們無法同樣的理解或溝通。即使學生能夠理解你，他可能無法理解社區的人們。即使你能理解學生的話和溝通意圖，但社會大眾可能有困難。當溝通失敗時，人們會感到困窘，試著避免這樣的狀況發生。當溝通失敗時，教導學生使用替代性的策略，會使互動更成功。追求人人理解的溝通策略，可確保更大的成效。

可行：盡可能建立簡單的訊息交流來達到成功

即使學生在家或學校能掌握更複雜的技巧，社區的要求有所不同。他們可能偏愛較不精密或不太複雜的方法，因為能更自在地使用。

可行：發展協助學生盡可能看起來正常的方法

即使科技愈來愈容易取得，攜帶小型電腦到便利商店，不會來得比使用口袋型卡片方便或有效。

與其他教育環境相較，為了訓練的目的，有些教育環境允許更多進入社區環境的機會。不考量進入的機會，察覺學生的社區功能，可以幫助規畫教育目標，教導學生適用在這領域的技巧。

可行：記住學生的偏好

對於喜歡及感到自在的事情，他們會更成功。視覺輔助可創造出無數種大小和形式，以符合學生的需要和渴望。

可行：致力於獨立

如果學生在他人協助下，可以處理很複雜的人際關係，但那人不在就做不到，表示太難了。回到較為簡單的形式，讓學生可以獨立處理。

這些建議並不涵蓋全部，目的在鼓勵你全面性的思考。通常，從小地方就可得知學生是否能獨立掌握環境、看起來有能力，或遭遇挫折。不要被學生表象的智力所矇騙了，找到溝通失敗的所在。當看到一個大學程度的資訊系學生，沒有辦法在便利商店有效地買點心時，不要驚訝。同樣地，有些溝通能力相當受限的學生，處理社區交易比預期更獨立。溝通的廣泛定義，鼓勵我們關注在觀察必要的技巧範圍，以有效地參與其他環境。

第四篇

視覺工具的發展與使用

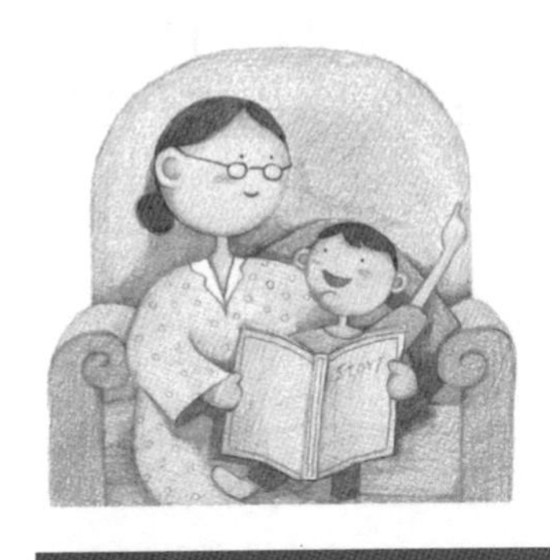

第八章　發展視覺工具

任何人在教育領域裡，都有「剪剪貼貼」處理教材的經驗。開發視覺工具與其他經驗相似。

從歷史角度來看，視覺輔具最普遍的用途，與因嚴重身體障礙而無法言語者使用的擴大性溝通輔助板之發展相關。溝通板的研發是作為那些人表達的方式。長期下來，無法說或不理解但行動自由的學生也加入使用溝通板協助表達的行列。擴大性溝通輔助的使用，已持續擴展到更多學生和溝通目標。然而，其主要重點仍然是輔助學生表達性溝通。

傳統溝通板和其他視覺溝通工具的差異，不至於造成互斥。更確切地說，探索彼此的差異可以擴大思維，思考如何使用傳統溝通板及其用途。因此，使用視覺溝通工具的挑戰在於去創造發現更多的功能和用途。

視覺工具與傳統溝通板有何不同？有些學生已經使用溝通板了，這不是相同的東西嗎？

本書不是關注在已經為這些學生研發的同類型溝通板上。實際上，使用「溝通板」這名稱易遭誤解。

為身體障礙者設計的構通板有一些限制與目的，不同於其他族群的需求與目的。兩者的共通性在於使用一些類型的視覺符號，作為傳達訊息的方法。除此之外，其差異之處遠遠超過相似之處（詳見下頁擴大性溝通輔助表）。

擴大性溝通輔助

傳統溝通板	視覺溝通工具
目標	**目標**
• 擴大或輔助學生與他人的表達性溝通。	• 提升溝通的理解。 • 促進環境的認識。 • 增加注意力和聽覺理解技巧。 • 輔助溝通和訊息的組織及處理。 • 提高溝通意圖及互動技巧。 • 教導技巧。 • 教導自律。 • 研發更多有效的表達性溝通。 • 加強獨立的完成。
主要障礙：身體障礙、非口語或無效口語的溝通。	主要障礙：有溝通、注意力、組織、記憶力、溝通互動、語彙擷取、口語溝通的理解及表達性溝通等困難。
供誰使用	**供誰使用**
• 非口語或智力受限的學生。	• 供學生及與其溝通互動的人。 • 老師：輔助與學生的溝通。 • 學生：理解溝通、控制行為、學習事務及其他功能。

傳統溝通板	視覺溝通工具
用途	**用途**
• 主要作為學生溝通的表達模式。 • 主要目的是為了學生表達性溝通的功能，譬如請求、抗議和告知。 • 假定學生具備溝通所需的認知和聽覺理解的功能水準。 • 是學生主要可靠的溝通形式。	• 建立學生的注意力。 • 提供學生訊息的工具。 • 作為引導學生、訓練技能及教導順序的線索和提示。 • 教導組織力和人際關係的方法。 • 增加溝通互動的技巧。 • 確認學生可能從有效的溝通輔助獲益，不論口語與否。 • 輔助許多表達性溝通，例如：請求、抗議和告知。 • 是發展良好的溝通系統之一。
外觀	**外觀**
• 通常是高科技，但也可能是低科技。 • 需要在有限的空間內，放很多符號供學生使用。 • 目標是盡可能在緊密的空間，納入學生全部的溝通功能。	• 通常是低科技。 • 無空間限制，因為大多數學生有足夠的動作協調能力翻頁，及把材料從某一場所移到另一場所。 • 往往運作得最好是符號明顯分類區隔，幫助學生連結特定的活動或場所。 • 為不同的功能或活動，設計個別的輔具時，往往更有效。

傳統溝通板	視覺溝通工具
使用場所	**使用場所**
• 需要把符號放在學生有限的範圍或距離內。 • 對行動自如的學生而言，可攜帶的需要是能全天候隨身攜帶。	• 許多工具需要輕便，以帶到不同的場所。 • 可永久陳列在牆上、書桌、門等位置。 • 策略性地擺在使用的環境，運作得最好。 • 需要擺在活動的中心。 • 需要讓所有使用者方便取用。
特定外觀	**特定外觀**
• 學生可能行動受限，所以需要動作、換頁或用肢體選擇的輔具，得仰賴他人的協助。 • 對行動自如的學生而言，輔具通常縮小到口袋大小或相似的輕便設計。 • 假定他們達到使用抽象符號系統的認知理解程度。	• 可以用不同種類的個別符號、圖表、書籍及收納盒等組合，促進使用方便。 • 可利用肢體動作當作使用的部分：換頁、做選擇、把選擇品目放入收納盒、拿出或翻轉實物等。 • 尺寸大小視需要而定，可從小紙張到大型海報或布告欄。 • 建議用非常具體，普遍能理解的符號，讓學生明白，也讓廣泛不同的使用者，人人能了解。 • 大多數有效的輔具使用圖文並茂的描述或標示所呈現的活動或實物。

傳統溝通板	視覺溝通工具
語言結構 ・目標經常包括語言結構的發展，例如：名詞、動詞等的理解，到產生句子。 ・符號經常以語言的方式組織，因此學生可選擇名詞、動詞和其他詞類，產生獨特的句子結構。	**語言結構** ・強調溝通觀念，而不是發展特定的語言結構。 ・建議以一種符號代表某一概略的觀念或想法。 ・支持以較少的語言結構做有效的溝通為主要目標。 ・不強調使用或發展整個句子。 ・限制表達想法和接收回應的步驟，抓緊溝通意圖。
聽眾 ・由於限制在較廣的社區使用，主要局限在熟悉的人。 ・互動速度是重要的，但環境可容忍學生的特殊需求。	**聽眾** ・廣泛的聽眾包括工作人員、同儕、家庭及一般的社區。 ・互動速度的重點是維持自然的溝通流暢。
聲音輸出 ・有時聲音是當作取得注意力或使溝通清楚的方法。 ・聲音往往是維持興趣和互動考慮的重要元素。	**聲音輸出** ・通常不需要聲音，因為其目的是輔助溝通意圖和互動。 ・學生學習其他獲得注意的方法。

傳統溝通板	視覺溝通工具
如何使用	**如何使用**
· 通常當學生的溝通夥伴以口語溝通時，他使用輔具回應、發表意見或發問。 · 若負擔過重就需要溝通夥伴改變。	**互動方面** · 使用作為學生和溝通夥伴間接受和表達的模式。 · 發言者應指出、拿好或移動工具來取得傾聽者的注意。 · 以能使用的視覺工具和任何的形式（例如：口語或手勢），同時傳達訊息。 **自律方面** · 學生應該學習對所需的工具負責，在使用時熟練地操作，注意其擺放位置並遵照程序。 **指示方面** · 教導技巧或修正行為。 · 提供訊息。

教師工具

傳統溝通板和其他視覺工具主要的差異在於所有權。工具往往屬於教師，是教師的工具。

什麼是教師溝通工具？

大多數人認為，擴大性溝通輔助的主要目的是協助學生與他人的溝通。**教師溝通工具**提供不同的焦點，是老師與學生溝通的工具。溝通工具視為教師聲音的延伸，目的是在指示、詢問及其他互動時，同時提供學生口語和視覺的輸入。

本書中大多數的視覺工具可以發展成為教師溝通工具。教師工具提供多方面的用途來促進訊息交流。

1. 教師示範同步的溝通形式，指出視覺實物、照片和／或文字組合，配合口語的使用。
2. 教師工具可用來輔助口語和非口語學生的溝通，這些工具主要用來輔助學生注意和理解。
3. 這些工具能減少教師口語的使用，從而改善很多學生的理解。
4. 視覺工具需要一些事先的考量和計畫。其好處是引導教職人員將溝通的事物變得更明確，同時促進教師、助理人員及其他參與互動人員的一貫性。
5. 幫助教師在期待、程序及慣例更具一貫性。
6. 學生參與得更好，他們集中注意力，顯示更好的理解、保留及完成能力。

7. 在不同環境及各式各樣的人群中，學生行為因溝通工具所提供的一貫性而改善。

教師是唯一使用這些教師工具的人嗎？

教師手冊的觀念可擴大使用至那些教導學生或與學生互動的人。許多方案搭配各式各樣的人（助手、治療師、秘書、午餐阿姨、校長等等），每個人都有理由指導學生，與他們溝通。當教師發展一套實用的教師工具時，重要的是讓學生生活的重要他人，同樣使用這些成功的工具來提升彼此間的互動。符號邏輯可幫助決定如何完成。整天在同一空間與教師密切合作的助手，能成功使用教師製作的工具。如果他們經常在教室不同的位置或不同房間工作，助手可能需要自己專屬的工具或複製教師的工具。午餐阿姨為來自不同班級的學生監控午餐時，需要針對她的工作和場所發展特定的溝通單張。從班級到班級和從學生到學生的系統協調是重要的，讓一些相似的普遍性和連續性存在其中。

小提醒：教師工具對能力分布不一的所有學生都有價值。具備高度技巧的學生因使用視覺工具，幫助集中注意力及組織思維而獲益。至於嚴重溝通困難的學生反應優於只提供口語的互動。不論學生是口語或非口語使用者，也不管他用什麼形式表達訊息，教師工具是用來傳達學生和他人之間的溝通互動，但是其主要目的還是傳達訊息給學生。

還有誰會用這些工具？

當前的趨勢是將有特殊需求的學生融入正規教育環境，因而需要一些創造性策略，幫助這些學生在大環境中可以獨立作業。與其單挑有特殊需求的學生，倒不如為全班建立視覺輔助，強化教室的教學環境。

當教育工作者採用從其他來源蒐集到的想法時，他們是很有創意的人，往往會產生有趣且富創意的結果，但缺點是當採用的過程會限制不同群族的可能性。

範例

問題：教師整天需要在不同環境指導學生和與學生交談。不可避免地，她需要的視覺工具在另一房間，或遺失在書桌上一大堆文件下。

解決方法＃1：複製特定的視覺工具，並擺在會使用到的場所。如果在浴室和下公車時使用同樣的溝通單張，那麼複製兩份，一份長期放在浴室，另一份則在你搭公車時攜用。

解決方法＃2：設計一本「教師手冊」。這是一本把教師所需的溝通單張和工具全放在一起的筆記本。教師手冊可以是任何尺寸或形狀，不過，尺寸較大的三孔活頁夾筆記本最好用，因為大到不容易弄丟。當所有工具都放在一個活頁夾，教師可輕易攜帶到教室的不同位置，或校舍內外的不同場所。這目標是養成讓這本書隨時唾手可得的習慣，這是教師的溝通設備。

教師手冊可以包含每日時間表、規則單張、指引、在特殊事件或活動時加強溝通的單張，或教師經常和學生使用的評論、問題或訂正單張。

問題：學生住宿在有巡迴專業人員督導，居家類型的團體環境。因為所有專業人員不會同時出現，他們也很少有機會協調方案，在與住宿生聯繫和給予指示上，存在很大的差異。

解決方法：發展一套專業人員的溝通工具，確認使用指示是每一工具最明顯的部分，以提升一貫性，這對於新進人員或代課者特別有幫助。

重點：教師溝通工具用來增強對學生的溝通，這也是教師表達模式和學生接受模式的一部分。教師溝通工具幫助與學生的溝通：

- 更有成效。
- 更有效率。
- 更一致。
- 更可靠。
- 更愉悅。

如何製作視覺工具？

視覺工具的發展是高度個人化和創造性的過程。人們處理這方案的確切方式將反映出個人風格、組織的方法和精美的表達。雖然教師若買現成的產品更方便，但大多數視覺工具針對特定的人或環境需要某種程度的個別化。為某個人或場所個別化是成功最重要的元素之一。

本章的目的是提供一些發展視覺工具的「基本配備」。「溝通工具規畫指南」提供你一些思考架構，本章其餘部分則具體分享「如何進行」的訊息。

發展過程時與他人合作。這是教師和其他投入學生教育方案者發展合作關係的大好時機。與另一熟悉學生

警告：如果你做對了，視覺溝通工具的發展可能有些曠日費時！別太倉促，規畫階段是最重要的。如果進展得太快，你可能會結束在花許多心力設計某一產品，最壞的是沒有達到目的，或至多，不如原先那麼有效。一旦建立視覺工具，你每天將節省許多時間和精力，讓原先的努力值回票價。

日常表現的人，商討溝通工具規畫指南上的問題，提供確認觀察和檢視所建議視覺工具是否清楚和合理的討論空間。

一旦人們決定使用一些視覺溝通工具作為學生方案的一部分，就有一種想要實現很多想法的傾向，也會有逼迫完成並盡快使用的誘惑。最聰明的建議是：別衝得太快，這是一項長期的計畫。你能犯的最大錯誤是欣然接受視覺溝通的概念，考慮去做二十二件事情，複印四千張圖片，然後發現沒用。從某一概念開始，一次發展一小片，你才能成功。別忘了，某智者曾經說過，一次成功的旅行從一小步開始。

溝通工具規畫指南

學　生：＿＿＿＿＿＿＿＿＿日　期：＿＿＿＿＿＿＿＿＿＿＿＿＿＿＿＿＿＿＿＿＿

生日／年齡：＿＿＿＿＿＿評估者：＿＿＿＿＿＿＿＿＿＿＿＿＿＿＿＿＿＿＿＿＿

◎情境評估

◎環境

什麼場所？

誰在場？

誰負責？

什麼活動在進行？

期待什麼樣的例行事務？

期待什麼樣的學生參與？

期待什麼樣的學生行為？

實際發生什麼？
學生的實際表現或參與是什麼？
如何處理情境？
目前的指引或介入效果如何？
目前使用的溝通輔助是什麼？

需要什麼樣的改變？
環境的修改：
學生的表現：

觀察到什麼樣的溝通需求？
什麼樣的環境輔助可以協助？
什麼樣的溝通互動需要輔助？
什麼樣的情境或行為需要改善：

◎學生

學生當下如何處理環境？

學生如何處理特殊或例行的事務？

現在使用什麼樣的輔助？
達到計畫目標了嗎？
可容許達到最高的自主性嗎？

需要完成什麼樣的改變或目的：
設定改變或修改的行為是什麼？
設定教導什麼樣的技巧？

觀察到什麼樣的溝通需求？

視覺輔助如何支援需求或目標？

什麼類型的視覺工具可改善學生的表現？

誰使用工具：

□一個人或許多人
□年齡
□整體溝通程度

□視覺辨認程度
- □實物
- □照片
- □寫實畫
- □抽象畫
- □符號或標誌、標籤、包裝
- □書面文字

規畫視覺工具

工具歸誰所有？

☐教師　☐教師和學生
☐學生　☐全班

視覺工具用在何處？

☐特定的場所　☐場所轉換期間
☐幾個場所

工具在何時使用？

☐一整天當需求出現時
☐特殊環境或活動
　☐學校　☐社區
　☐家庭

如何使用？

☐提供指引　☐處理特定問題
☐提供訊息　☐傳達人際間溝通
☐詢問　☐傳達環境間溝通
☐促進獨立完成　☐教導新技巧或事務
☐處理特定需求

使用什麼形式的符號？

☐書面文字
☐圖片
　☐線條畫　☐黑與白　☐尺寸________
　☐工筆畫　☐彩色
☐照片
　☐尺寸________
☐實際的標籤&包裝、符號標誌　☐實物
☐從雜誌剪下、折價券等　☐綜合

輔具看起來像什麼？

□尺寸　　□顏色

□形狀

是什麼形式？

□卡片　　□圖表

□文件　　□書籍

如何使用？

□誰用來理解？

□誰用來輔助表達？

當使用輔具時，會說什麼？

□確切的「口訣」或語彙是什麼＿＿＿＿＿＿＿＿

□輔助工具如何標示來讓每位使用者都知道說什麼

如何操作？

□帶學生去拿輔具　　□翻頁

□拿輔具給學生　　□把部分放在特定場所

□指出　　□把某些物品劃掉

□交給某人　　□蓋住某些物品

可以搬運嗎？

□保留在一個場所

□搬動至不同場所

由誰搬動？

□教師　　□學生

輔具會被保留在何處？

- □掛在牆上
- □門上
- □布告欄或櫃子
- □桌子或書桌上
- □盒子裡
- □放在口袋內
- □在溝通的本子、場所或活頁夾
- □在特定的教室或場所，例如：浴室，廚房
- □其他＿＿＿＿＿＿＿＿

需要一些固定的物品以便懸掛嗎？

- □磁鐵
- □雙面膠
- □掛鈎
- □金屬環
- □圖釘
- □繩子或粗線

使用的頻率如何？

- □一次
- □特殊事件
- □定期規畫的活動
- □隨時

你需要花多少時間組合？

- □快速的緊急時間
- □今天需要時
- □不久
- □需要較大的規畫

實施

何時及如何介紹工具給學生？

期待學生什麼樣的回應？

需要什麼樣的示範或提示？

什麼樣的學生表現會被認為是可接受或成功的？

選擇有效溝通的符號

你的溝通工具範例包含各種符號。哪一種最好用？

有許多可能性，關鍵是選擇學生容易理解的。有時人們為如何做隨意建立規則，且讓我們擺脫不必要的限制。

迷思＃ 1：所有的符號需要相同的格式

有些人認為，如果你選擇黑白的線條畫，之後一切都需要迎合該格式。如果你選擇照片，就應該全部使用——這是不正確的；事實上，提供各種符號讓工具變得有趣且更容易詮釋。

迷思＃ 2：必須逐漸提升至抽象的表述

再一次，這是不正確的。製作工具來挑戰學生的理解毫無好處。因為這不是教導該技巧的論壇。

我的學生對不同的形式反應不一致。我不肯定什麼是最好的選擇。

猜測學生如何詮釋視覺形式是一大挑戰。別忘了，我們使用語言幫助詮釋抽象圖形。當我們看線條畫時，我們利用語言來評估形狀，以決定呈現的是什麼概念或活動。語言受損的學生，可能無法使用相同策略分析他們所見的事物。當注視相同的圖片時，有些學生僅能把

視覺符號具複雜的連續性。一般認為，真實的物品和照片較為具體。符號、標識、圖畫及書面文字，表示更高層次的抽象概念。假設學生容易理解某一形式，卻沒有讓他接觸其他各種視覺材料以觀察其反應，是相當冒險的。

設計溝通工具時，使用各式各樣的圖片風格會更有效。多樣性可以使符號易於瀏覽和辨認。因此，不需要統一規格。

你如何詮釋圖片？你使用語言策略來分析結構及來自於結構的意義嗎？若沒有語言，你如何詮釋圖片？

為一群學生準備工具時，使用他們都理解的符號發展格式。結合圖片和文字其實最好辨認。

你會為哪些在環境中能被每個學生認出，或無法辨認的視覺符號感到驚訝。

把挑選視覺符號當作學生活動。照片、圖畫和包裝標籤，可從商店的免費印刷品、免費贈品或裝滿蒐集品的塑膠袋來補給。所有這些視覺物品會引發溝通，從而達到最終目標。

正如學生顯示閱讀理解的困難一樣，他也可能無法從圖片產生意義。學生不會神奇地明白，只因為你以圖片代替書面文字。在市面上可取得許多圖片或圖解的系統，其抽象程度的排列，從實際照片到3D圖畫、到「棒棒人」，到表現文字和概念的抽象符號。雖然現成的符號教師隨手可得，但選擇對方案學生太抽象的系統，會破壞發展視覺系統的主要目的。我們的視覺呈現愈抽象，我們假設學生看到、詮釋、產生意義，及採取行動的能力就要愈高。

意思歸在抽象形狀裡。如果這是他們運作的類型，你能猜到由許多「棒棒人」圖形組成的圖片，一開始全部看起來其實會很像。捫心自問，學生看起來會像什麼。

那就是為什麼你談到使用各種視覺形式嗎？

是的。因為我們不知道學生對視覺符號的什麼部分做出反應，製造一些不一樣的符號輔助，以便更容易辨認，似乎是明智的。別忘了尺寸、形狀和顏色要素，謹慎使用以產生視覺的多樣化。使用從照片和標籤到線條圖和書面文字等多樣的媒介，與僅僅使用一種媒介會產生截然不同的結果。

有些視覺形式不是比其他形式來得容易使用嗎？

相較於拍攝許多照片的過程，以書面寫下訊息或從書中複印圖片確實較為容易。只要能符合學生的需求，使用較容易的形式並不壞。發展良好的方法會多少使用到這些類型。

小提醒：選擇學生能夠快速且容易辨認的視覺形式，增加視覺工具的立即效益。

重點：在發展視覺工具中，視覺形式的選擇是重要的元素。對學生而言，選擇太困難的形式，會破壞你的目標。

選擇學生容易理解的形式，將提高使用視覺工具的溝通目標。

製作成功工具的可行及不可行性

一旦你使用溝通工具規畫指南來鎖定視覺工具輔助的範圍，你可以開發藝術的創造力，別被「藝術」這個字給嚇到了。有效的視覺工具不需要煞費苦心。實際上，簡單往往更好，以下提供一些確保努力成功的想法：

可行：為某一目標製作輔具

教育工作者可以花很多時間製作可愛的事物，卻無法有效提升溝通。界定特定的問題、情境或提出需求是重要的，這就可以發展符合需求的輔具。

視覺溝通工具不同於裝飾的布告牌。為輔助溝通而設計良好的教室，經常減少或完全除去裝飾性的布告欄，保留空間給提升教室溝通的工具。

可行：在製作工具前，謹慎周密地考量你會如何使用

給誰使用？用在何處？何時會參考？保留或擺放在何處？如何使用？使用者會說和做些什麼？溝通工具規畫指南將引導你透過一系列的問題來協助做決定。

可行：考慮結合圖片和書面文字使用

因為學生是讀者，很容易假設只用符合其等級水平的文字材料來呈現。想想廣告世界如何仰賴圖片、標誌和簡單的文字材料，以立即辨認。視覺工具也應如此設計，盡可能不費力又容易辨認和詮釋。別忘了，視覺工具是到另一終點的方法。這不是深入閱讀教導的時間，

如果學生陷在試著閱讀或詮釋工具的泥沼，另一個提出的目標就不容易達到。當結合圖片和書面文字時，讀者表現更自信。記住，立即辨識是目標。

許多「無法閱讀者」實際做了一些閱讀，從辨認最喜愛的速食餐廳標誌，到選擇穀類食品和飲料，他們確實從一些印刷品或書面材料的形式取得意義。不被歸為較傳統閱讀教導的學生，藉著接觸部分視覺工具上的書面文字，而發展出一些實用的閱讀技巧。他們學習到的文字理解非常好，因為那些文字是在高度講究來龍去脈的情境中學習。

可行：製造簡單清楚的視覺工具

目標是設計不複雜又能達到目標的陳列品。

圖片：

- 確認不論誰使用都容易辨認的工具。
- 用一張圖片表示一個概念，以有效傳達訊息。（大多數視覺工具是為了有效地提升溝通，而不是教導更特定的語言架構。）

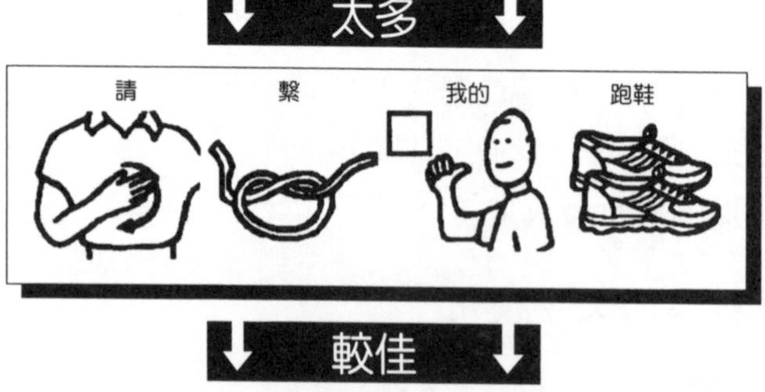

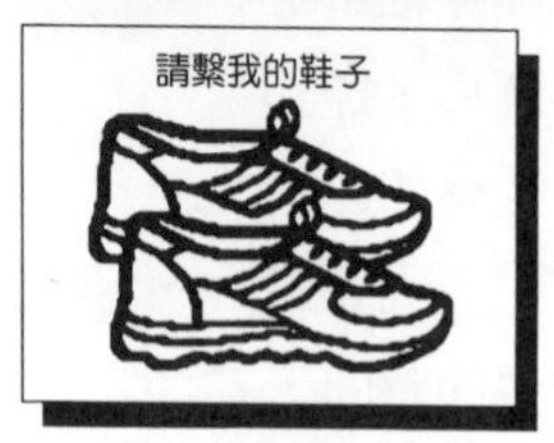

文字：

- 如果圖片已經標示，使用圖片時，配合所說的改變文字。
- 寫下說話者確切說的話。
- 不需要整個句子。
- 有時單字就夠了。

- 確定提供足夠的訊息。
- 確認有足夠的書面文字，以便每位使用該特定輔具的人，能確切理解口訣和目的。

外觀：

- 考慮使用一些顏色來加強辨認。
- 避免把圖片弄得過度花俏和可愛。

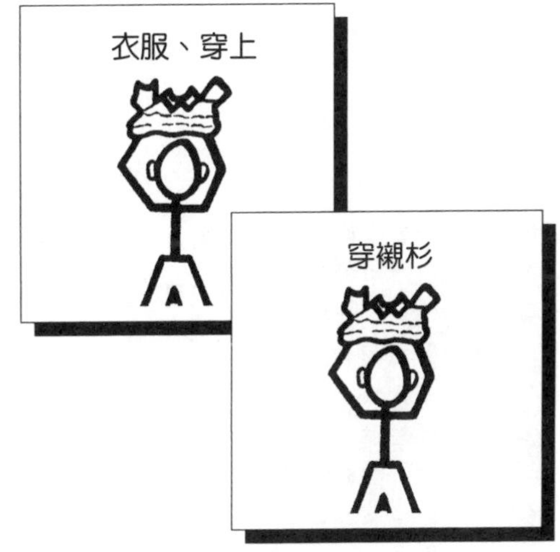

可行：當考量視覺教具的大小時，宜富創造性和善於觀察

觀察學生如何對可用的工具反應。大小的選擇取決於：

- 場所。
- 如何使用工具。
- 學生的年齡。
- 學生的技巧程度。
- 學生最佳的回應是什麼。
- 小型工具方便隨處攜帶。
- 相較於小卡片和小紙張，放在三孔活頁夾的工具較不易遺失。
- 對有些學生而言，大圖片比小圖片容易辨認。
- 對社區而言，工具宜大到讓他人容易理解；卻又要小到不致造成不便及引起不當注意。

可行：如果你不確定哪些細節有用，製作「草稿」試一試

當為藝術活動發展工具時，教師主動發掘大型的海報板，所以設計掛在牆上的輔具。一旦放在那裡就變得很明顯，因為工作台在教室的中間，學生參考牆上的圖表不甚方便。海報板尺寸太大，以至於無法放在桌上。重新考慮這狀況後，教師重新把工具發展成能放在桌上的小卡片。

最大的失望之一，是花很多時間彙整無法進行的方案，這會使人熱情不再，令人洩氣。有時很難去預測學生如何處理或理解所呈現的新事物。圖片、照片或書面文字是最有用的方式嗎？學生最容易理解什麼符號？工具要多大？應用「草稿」策略給你一點嘗試和試驗的機會，以了解什麼方法最適合你的情境。然後工具得以製作成更永久的形式、護貝，或製作得更美麗。

可行：一次處理一項方案

洩氣的最快方法是複印一百萬張圖片，然後為書桌上堆積如山的未完成「材料」感到困惑和挫折。一旦有人理解視覺溝通工具的概念，就很容易確認在一般教室有用的一些方案。發展一個計畫，然後，一次處理一項方案。

可行：依優先順序處理

確認何種輔具對最迫切的需求最有用，從那裡開始。通常在教室體系，人們從發展每日時間表開始。至於許多其他教室管理工具的發展，在某些方面可與時間表相關。另一起點是發展工具以處理特定的行為問題。對付行為可能有用，但也需要同時搭配一些教室條理化或訊息提供的策略。

可行：了解所有視覺工具不需要同樣製作

你設計一樣工具需花多長時間？用得多頻繁？有些

方法需要較長時間計畫和更精心的籌備。也有的因立即需要須在一分鐘內完成。工具要能簡單且最有利於處理一些生活的緊急事件。即使是確保能處理更複雜事物的學生，一張立可拍照片也可能挽救一天。無法閱讀者在緊急時候，或許只需要「棒棒人」圖形和紙上寥寥幾個字就可以應付了。

可行：考慮在發展輔具的過程納入學生

視個別學生的理解程度，他們經常從參與、見證或發展溝通工具的過程獲益。與其呈現全套完成的工具給學生，倒不如在他的注意或幫助下，在他面前組合。

- 當你拍照和固定在頁面上時，讓他們看到。
- 讓他們看見你把包裝盒上的圖片剪下來（或幫忙剪），放在菜單公布欄上。
- 從書尋找要使用的照片時，讓他們幫你選。
- 問他們是否只要書面文字或圖文並茂。
- 問他們認為圖片要說的是什麼。
- 問他們還想在視覺工具上，放什麼幫助記得的東西。
- 讓他們幫助決定工具放何處，以便容易取得。

當學生參與發展和規畫視覺教具時，他們理解工具的用途，獲得不同的歸屬感。

可行：一步一步建立溝通工具

不要覺得「全部工具」在使用前必須彙整。一次給學生太多過於壓迫，不如一次提出一小部分有效，例如：當列出教室規則時，你可以先介紹一項。然後在一天或一週內，在清單上增列第二個規則，以此類推。當製作選擇板要求點心或休閒活動時，你可以從一兩個選擇開始，其他的一次增加一個。當你增加項目到看板時，讓學生看到。有些人製作每日時間表，開始只規畫部分時段， 然後逐漸增加其他的，直到加到合理的節數，以發揮最好的功能。

發展視覺輔助時，教育工作者「強迫完成」傾向是不需要的，最好的視覺工具是定期更新。有些工具需要持續增加尺寸，以適應學生的成長與需求。其他的情況，當學生能更獨立完成事務，輔具如記事本可以逐漸縮小尺寸，教室工具隨環境改變。最沒效益的輔具莫過於那些長期一成不變擺放，卻從來不曾重新評估或改變的。

祥恩對引介在教室的視覺工具沒有回應，老師感到洩氣。直到有一天，祥恩媽媽陳述下面事件：昨晚，當他們開車去辦事時，祥恩注意到「不能左轉」的符號，宣稱「不能外出」。其實，老師一直使用「不」的標誌，貼在教室門上，來告訴祥恩不能跑出教室的訊息。祥恩的教師深信「視覺教材」開始對他有意義。

不可行：如果你嘗試一些無法立即生效的事情而洩氣

引介許多視覺工具給學生時，立即被理解而改進學生表現，是令人雀躍的部分。但有時在學生和情境無法立即看到成效時，切勿試圖急著否決該系統。

如果發生：

- 評估使用工具的形式，學生容易理解使用的符號嗎？
- 別忘了教導是必要的過程，這些學生需要更系統的教學以獲得技巧。

重點

- 發展視覺溝通工具沒有單一方法。
- 要富創意，你努力製作的工具才能有效符合學生的個別需求。
- 視覺工具可以有許多尺寸與形式。

- 視覺工具不需局限於標準和傳統的格式。
- 工具需費時製作。
- 發展視覺輔助所投資的時間，很多時候會回報在改善的溝通和行為上。

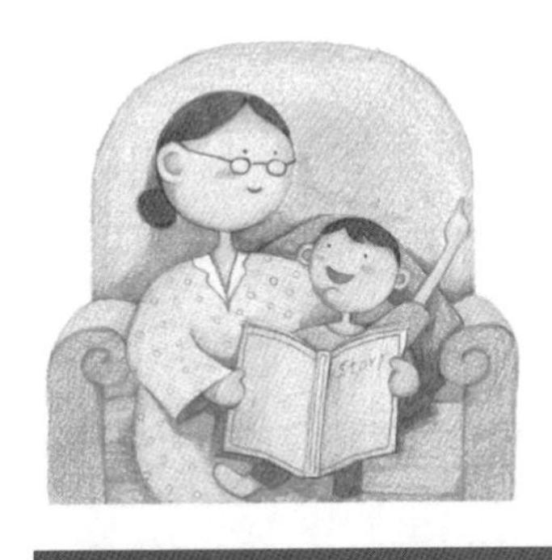

第九章　基本配備

材料與用品

創造視覺溝通工具需要的一些用品和材料，通常很少在教師桌上見到；但大多數很容易從辦公室文具用品或攝影用品店取得，且花費最小。

照相機

一台好的照相機是最昂貴、最需要的教師戲碼之一。許多教師和治療師認為由學校購買這類用品是不可能的，說服是多麼具挑戰的藝術啊！若抱持的態度為照相機和底片是必備教材，就像紙張或膠水，可以幫助說服人們編列預算，了解到照相機不只是玩具或不必要的裝飾而已。照相機和軟片的購買實際上可取代其他材料的採購，而最終可取代更昂貴的高科技擴大性輔具。

備註：照相機是一次支出，而底片則是持續的消耗。有些教育者已發展創意的方法，籌措必要的資金。寫計畫補助，向商店或攝影用品店、家長教師聯誼會和其他組織等募款，及說服主管創意挪用預算，皆是實現這目標的方法。

小提醒：強調選擇的是具特寫特性的照相機，考量你拍攝那類東西的原因。這作者花了很多時間去拍攝湯匙和花生醬罐及其他小東西。當你採購照相機時，確實地告訴銷售員你的用途，你要一台能清楚拍攝小東西的照相機。如果你花了錢，要確保產生的結果符合你所需要。嘗試在這裡省小錢，可能會使你「因小失大」。

選擇(1)：35mm 的照相機——給真正的「攝影迷」

一台標準的 35mm 照相機具可更換的鏡頭，提供最大的彈性和創造力。市面上有很多好的牌子，考慮標準的 50mm 鏡頭為較大景物和針對小物品的特寫鏡頭（微距的）。有些照相機具自動的特性，新手攝影師不用擔心所有按鈕和鍵盤的設定，那是有經驗攝影師喜歡把玩的。這些照相機最昂貴，通常有一點大且功能極多，可能得花一點心思練習，才會對某一台相機操控自如，但會產生最好的結果。

選擇(2)：35mm 的照相機——給新手攝影師

為了一般的攝影者，目前小型 35mm 照相機有很多全自動可選。這些相機可把底片自動載入，自動調整，甚至必要時可自行清刷齒輪。其價格較便宜又容易使用；缺點是多數無法換鏡頭。因此，當你需要特寫照片時，可能不能調整。

為了拍攝特殊照片，尋找內置特寫鏡頭、微距或遠距照相特性的相機。你需要近距離拍攝小物品如湯匙。詢問銷售員或查閱照相機使用手冊有關照相機的焦距範圍。每台照相機都有焦距範圍。某一照相機的焦距可到 18 英寸遠的物品；另一台照相機，除非拍攝景物離機身至少 4 英尺，否則會失焦。當你透過照相機看小物品時，要記得焦距。你會抓到物品占多少畫面的感覺。最有效的照片是物品至少占畫面的一半。

具備特寫功能的照相機可能在比較高的價格範圍，但是當你開始拍攝時，這功能將物超所值。

相較於傻瓜相機和圓盤式照相機，35mm 的照相機將產生實質較佳的照片。照片會比較大且更清晰；同時會有較佳可能的特寫範圍。

選擇(3)：拍立得照相機

立即取得一張照片的便利性，往往超過其他照相機所能提供的好處。有了拍立得，你可以拍攝且馬上使用。當使用照片提升當前的溝通時，這是非常重要的價值。

就像其他照相機，數位相機的製作有不同的複雜程度。最好逛一逛，讓銷售員說明你有的選擇細節。當看這些相機時，確實找出廣角和特寫鏡頭功能，以確保相機可以拍出你需要的照片類型。告訴銷售員你要拍攝小東西（像一枝湯匙或一顆糖果），或在較大的照片中框出一部分，並放大成 8×10 吋的大小。雖然大多數或全部數位相機能執行這些功能，但具備較大變焦鏡頭的相機能執行得更好。否則，最後你會產生非常模糊不清的大照片。就像買車、衣服和其他東西一樣，如果不符合需要，就沒什麼好議價。

雖然數位相機剛開始的成本，比其他照相機貴，但可以節省長期成本，因為往後不需要底片或沖洗費用。考慮納入一台數位相機在你「預購清單」，並且觀望後續發展。

拍立得也可以拍攝一些照相機具備的特寫功能，要仔細地找出來。不幸地，那些能拍攝較佳特寫鏡頭的照相機，落在較高價位，不過容易拍出你需要的照片，而且能立即運作是無價的。

廣受喜愛的新選擇

現今特別受人喜愛的照相機正迅速轉換成數位相機。長遠看來，這些照相機容易使用，又具成本效益。

你需要具備：

1. 一台能夠支援數位照相機的電腦（麥金塔和IBM的格式皆能執行）。
2. 一台印表機：一台好的彩色噴墨印表機就能印出很好的照片。
3. 繪圖程式不一定需要，但對於支援你的創造性才華非常有幫助。

如何運作：用數位照相機拍照正如一般相機一樣，只是數位相機不需要底片。照片是記錄在相機裡，然後再將照相機連結到電腦。有些相機是從相機連結一條電纜線到電腦上，按一些簡單像按鈕的裝置，照片就會從相機傳輸到電腦；有些較新型的照相機則省略電纜線步驟，反而在相機內裝有電腦記憶卡，可取出，插入電腦，就像其他儲存資料的記憶卡一樣。一旦記憶卡插入電腦裡，你的照片就可以像其他資料一樣載入硬碟。

一旦數位相片在電腦的硬碟，你可以執行很多功能，縮小、放大，像操作其他藝術作品一樣。你也可以傳輸到繪圖程式，跟其他藝術作品並列，再印出來製作視覺工具。這些東西可以儲存在硬碟，以重複使用。

注意：這種電腦設備發展快速，舊的技術真的落伍了。如果捨不得花，在開始之前，你的設備可能已過時了。

照片來源

語言病理學家

這是開始的最佳所在。他們容易以大量底片、程式和書籍作為資源讓你開始搜尋。你將遇到的問題是，在發展視覺工具上，許多資源無法符合特定需求。許多為教導特殊發音或語言技巧而設計的圖片程式，可能無法提供你需要的素材。

許多公司有圖畫書和圖卡組，適合創作視覺溝通工具，大多數語言病理學家的櫃子充滿這些東西。在好的影印機協助下，許多來源可以選定作為創造性的表達。最有效益的藝術作品是看起來非常寫實的簡單圖畫。

幾家公司最近已經研發電子圖解辭典和電腦光碟訓練圖片。在快速組合溝通工具上，電腦提供很多的可能性。

以一種有趣的態度來影印照片。如果不是太黑，就可以製作令人接受的圖片。你可能需要把影印機安裝在「淡」的設定。

其他來源

- 雜誌和報紙廣告。
- 商店折價券。
- 包裝紙。
- 上市品項包裝盒的圖片。

廣告圖片是有用的視覺收集品資源，因為這些圖片生動且栩栩如生，提供大多數學生快速辨認。如果你使用的影印機，可以縮小、放大或彩色影印，這些照片就有額外的可能性。

繪製

如果你不認為自己是個藝術家，也不要退縮。即使是非藝術家，通常就畫得夠好來創作視覺溝通工具的簡單圖片。簡單的形狀可以傳達大多數需求的要點。不要懷疑這構想，直到你嘗試為止。

其他協助製作視覺工具的材料

塑膠內頁護套

辦公室文具用品和照片用品店備有幻燈片、照片和文件的塑膠內頁護套，市面上有重量級和輕量級的塑膠製品，且通常在邊緣打洞，以放入三孔活頁夾。

考慮塑膠的重量，與將使用學生的關係。有些學生明顯需要重量級的塑膠袋！

每一塑膠內頁都有不同數量的插槽。幻影片的內頁護套每一頁有二十個插槽（很適合容納二吋的照片）。照片的內頁護套則每一頁有四到六個插槽，而全張的照片內頁護套可以放入一整張 $8\frac{1}{2}\times 11$ 吋的文件（比護貝更方便，因為容易拿出來添加或更換）。每一種尺寸和樣式提供不同的需要，依據你創作的輔具類型。

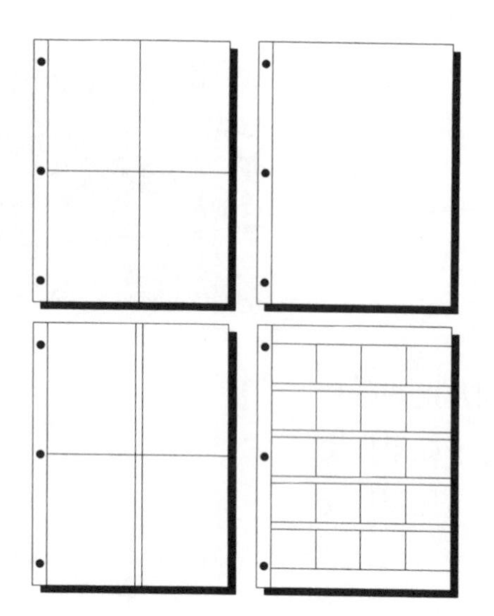

護貝

保護視覺工具有助於保存。柔軟的護貝提供好的保護。硬的護貝使工具非常堅固，對於需要更耐磨的學生特別好。

相簿

小型、一頁放一張圖片的口袋相簿（像奶奶的自誇書一樣），包含大約十至二十頁，方便一起放入許多個人的輔具、「烹調」手冊及任務分析資料。

活頁夾

市面上有各種尺寸。一般的 $8\frac{1}{2}\times 11$ 吋三孔活頁夾，方便攜帶很多溝通工具。這個尺寸比一些人喜愛的要來得大，但是人們會發現，其尺寸所造成的不便，很快就被總能找到這本書的方便性取代。東西愈大，愈不容易遺失。（有些人甚至需要有霓虹效果的文件夾呢！）

主題索引紙

使用在活頁夾內，幫助分類使用在不同目的或場所的活頁，這些索引紙可以有效安排三孔活頁夾，以更有效率的使用，更容易找到需要的頁數。

自黏便條紙

方便遮住不在那裡的圖片或項目。

金屬環

常常用來將整組的圖片或卡片聚集在一起。

掛鈎

磁鐵或黏貼型方便附著在牆上、櫥櫃的門等，幫助保持工具在使用的場所（可在百貨店的衛浴、廚房或辦公室部門找到）。

黏扣帶

最不可思議的發明！有助於你將工具附在想要的地方。黏扣帶使工具的移動變得容易，不論是到新的地方或放得更靠近某個人，讓溝通更有效。

磁鐵或磁帶

當放在視覺工具背面時，磁帶使工具容易附在金屬上，如文件櫃或儲存櫃等。

有大袋子的工作裙

對於一向喜歡隨時隨身攜帶常用工具的教師而言，是一件很好的工具。

有小抽屜的置物箱

可在五金部門發現，適合儲存圖片，特別是用於書中建議的那些課程規畫方法。

不同尺寸的文件盒和儲存盒

方便視覺工具的儲存是有效使用不可或缺的要素。很多儲存盒的選擇都行得通，取決於尺寸、形狀和工具的位置。

迷你手電筒

作為引起注意的設備來使用。照亮想要學生注意的地方，幫助他在訊息交流時，專注在使用的特定視覺線索。

照相 101 招

照片是使用在許多視覺溝通需求最容易和最清楚的符號。不幸地，在使用照片上，很多人不太成功，因為照片的品質不符合學生有效理解的需求。為了視覺溝通工具而拍攝，有點不同於隨便按快門。給非攝影師一些指引，將有助於拍出優質的照片，以確保高度有效的溝通方法。

確認關鍵要素

你正在拍什麼樣的照片？問自己，什麼部分是學生會注視而最容易了解及詮釋的關鍵要素？

拍攝物品相當容易；只有那實物的近距離照片最有效。試著孤立出你要拍攝的實物，使成為照片中主要或唯一的東西。

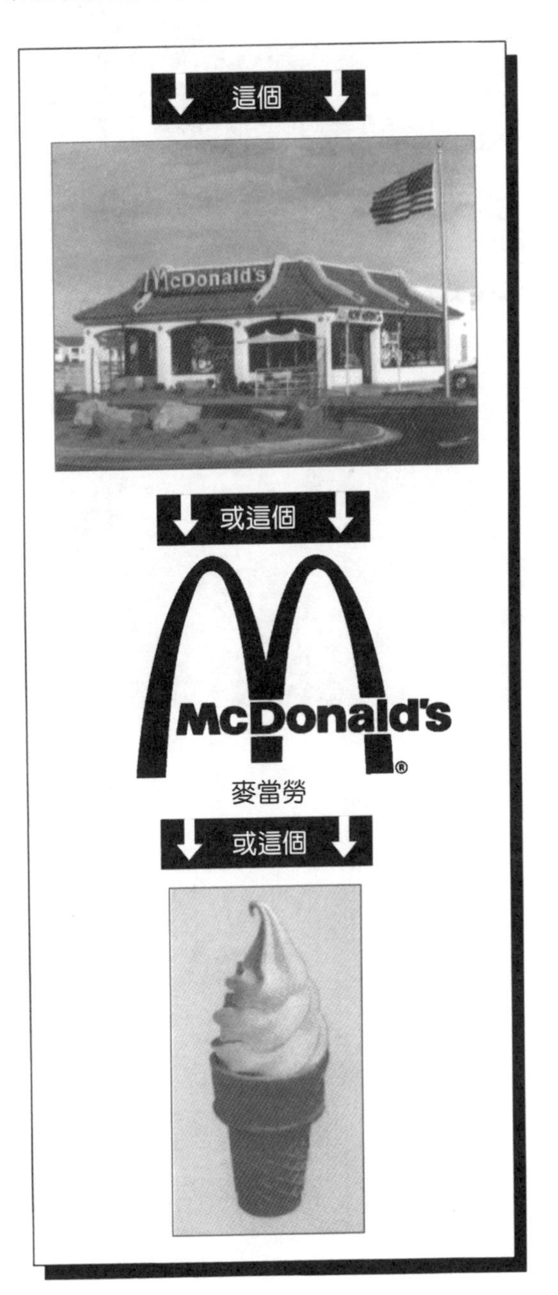

拍攝動作和場所較為困難，例如：如果你要一張照片指示學生去體育館，你要拍又大又空的空間、體育館的門、體育館的某些設施，或體育教師拿著學生熟悉的體育設施？

如果你要一張照片指示學生塗抹奶油在土司上，你要拍攝整個廚房，包括放置烤箱、盤子、刀子、奶油的櫃台和學生全都在同一張照片嗎？還是你會把鏡頭拉近呈現一雙手拿著小刀，並把奶油塗在土司上？

如果你要拍攝一張照片指示到最喜歡的速食餐廳校外教學，你會凸顯人站在建築物前面、那地方前面的商標或收銀員拿著訂單？（或者你會放棄照片，使用學生認得的餐廳標誌影本？）

與其拍攝環境，以最愛買東西的照片會不會更有意義？哪張照片孩子辨識得更好？是冰淇淋商店商標的照片，還是蛋捲冰淇淋的照片？（如果你使用冰淇淋的照片，若是你去該店吃三明治而不是冰淇淋，他會混淆嗎？還是如果你到不同店吃冰淇淋會

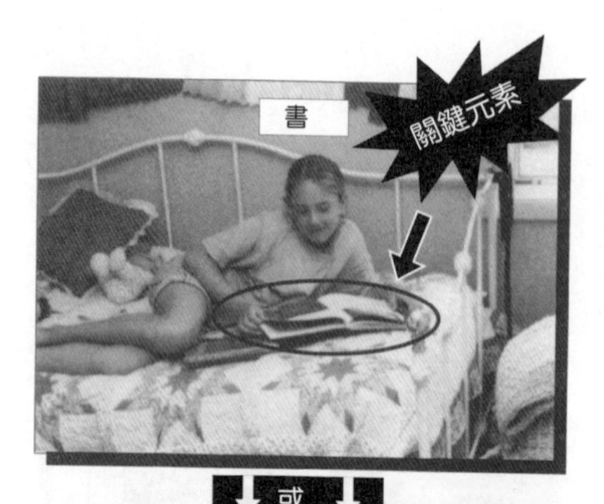

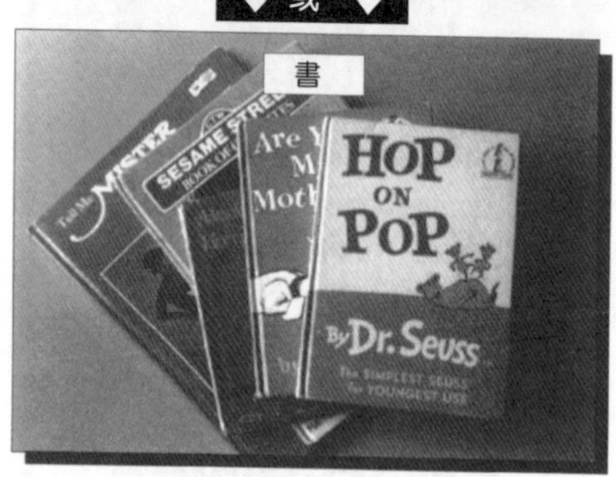

使他混淆？）

備註：有一派想法建議要拍攝學生進行該活動。對於某些學生與情境，的確可完成有幫助的圖像，例如：學生進行坐著或躺著動作的照片；但利用這方式拍攝學生使用物品會產生問題，關鍵元素變得非常小。當學生注視這些照片時，會難以專注在關鍵元素上，因為占照片如此小的部分。另外，經驗也顯示，大多數的學生對複製其所見的圖片反應較好。他不會見到自己進行該動作，但看到與該活動有關的物品；所以，當拍攝動作與物品時，最有效的照片是強調該物品，以快速且容易辨認。

當決定要拍攝什麼時，挑選一些事物：

- 盡可能具普遍性。
- 不需經常更換。
- 盡可能清楚傳達意圖。

試著在照片上將關鍵元素獨立出來並凸顯其存在。如果一張照片有太多東西，學生可能較專注在我們不要他注意的其他部位上。

拍攝特寫鏡頭

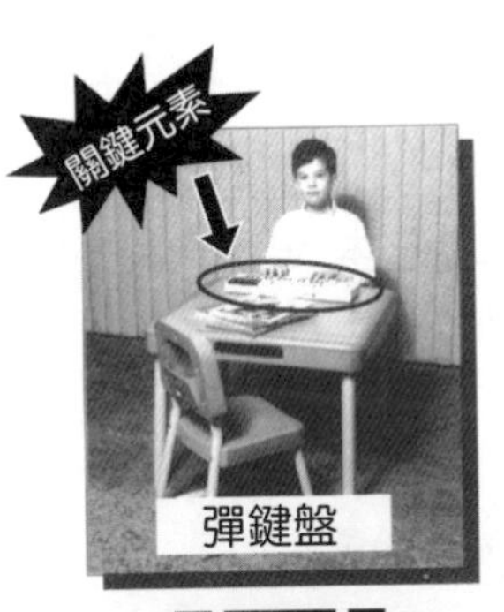

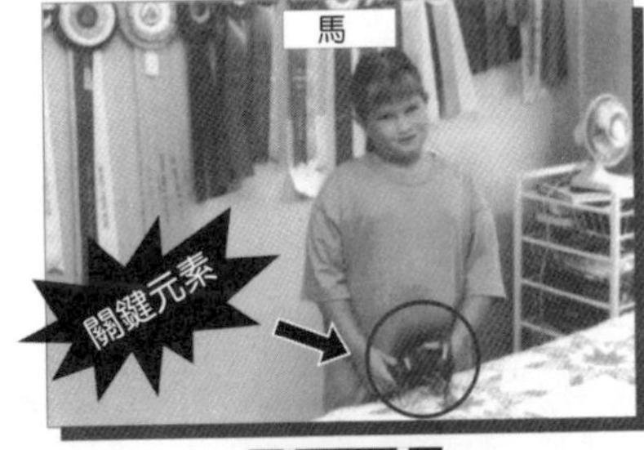

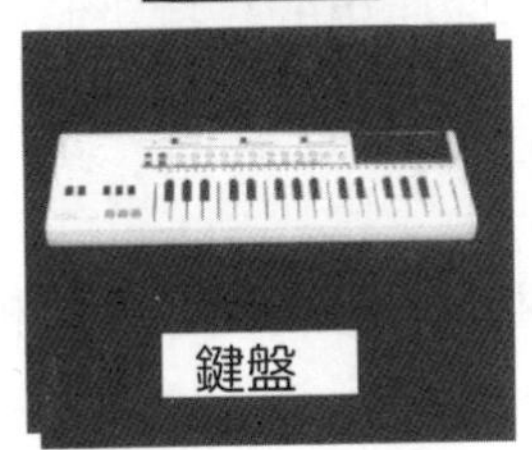

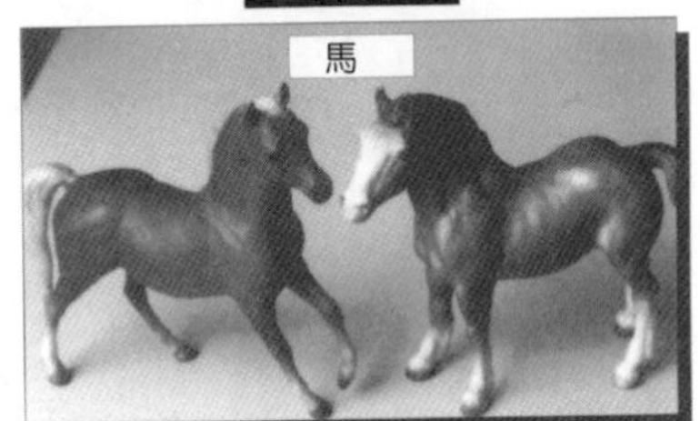

非攝影師所犯的最大錯誤之一，是太遠拍攝。試著將照片中的必要部分填滿至少三分之二的鏡頭。不然，會失去關鍵元素，使每個人更難以辨認。如果你不能拍攝特寫鏡頭，關鍵元素可能占照片的一小部分，只一吋大小而已。當拍攝人像時，通常腰部以上的照片比全身照來得更好。拍攝動作時，瞄準動作的關鍵部分或涉及的物品。

注意你與主題相距多遠才能讓鏡頭聚焦。有些照相機，即使你只距離主題幾吋，仍可以聚焦。其他照相機，如果你沒有相距三或四呎，無法聚焦。確切了解你相機的限制，才不致浪費很多底片。

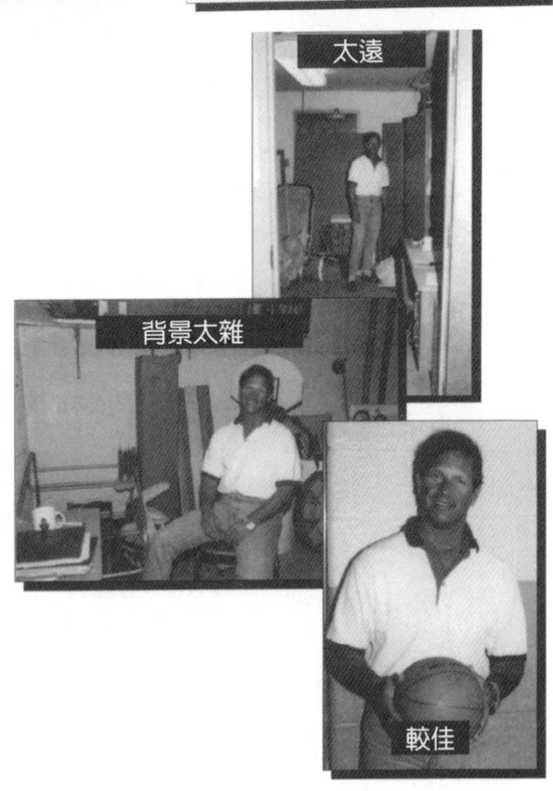

排除背景

看看你主題的後面是什麼。如果你是拍攝人像，試著把他們擺在後面是素面的牆壁或整齊的空間。拍攝物品時，努力排除周遭會分散注意力的事物。要讓一張物品照片在視覺上凸顯，試著把物品放在一塊廣告板上，以提供顏色對比鮮明的背景。記住你在照相機取景器所見的，會幫助你知道什麼在照片上。

注意照明

除非你使用的是特級照相機，大多數室內照片需要閃光燈。很多較新型的相機有內建自動閃光燈。尋找這類型，如果你是「閃光燈健忘者」。

不要把主題擺在你會將相機直接朝向窗戶的位置。窗戶進來的光線會拿掉照相機的光線測量系統。你最終會因窗戶的大量光線，讓主題變得太暗而看不清楚。為了這緣故調整，只要稍微地轉動或移動你自己，讓相機不直接朝向窗戶就可以了。

當拍攝戶外時，避免直接對著太陽拍攝或讓陽光直接照在人的臉上（否則你會拍攝到美麗的瞇眼）。與大眾信念恰好相反，你不必站在太陽下，適度的陰暗可以產生漂亮的照片。

確定照相機裝有底片

（猜猜為什麼包含這項！）令人驚訝，這是常有的問題。許多照相機會有小視窗告訴你是否裝有底片，找出來。大多數照相機有一計數器，記錄你已經拍了多少張照片，或還剩多少。不幸地，即使照相機沒有底片了，這許多計數器還是會運轉。這在不只一人使用一部照相機的情況下尤其困難——溝通吧！

持穩照相機拍攝

令人吃驚地，有多少照片因為攝影師晃動而損毀。有時，在完成移動前，人們就舉起照相機快速拍攝。小提示：把手肘靠近身體，幫助穩定相機。

盡可能拍攝非個別化的照片

能為每個學生提供個人化的溝通系統是很棒的。不過，過度個別化會創造許多不必要的工作給教師，例如：如果你為迷你時間表拍攝一系列準備午餐的工作，有必要先拍攝珍妮排桌子，然後是約翰排桌子，再來是雷爾夫排桌子，然後接續班上的每位同學嗎？如果你拍攝一張某人的手排桌子的非個別化照片，學生會了解嗎？非個別化或不是個人的照片可以複製給班上所有學生。如果適合的話，比起每個學生拍攝一套完整的照片而言，這節省大量的時間和成本。有些學生需要非常個人化的東西，但對其他學生來說，沒有差別。

整理底片

想個方便的方法來儲存底片。常常你想要再次沖印拍好的照片，卻非常挫折找不到底片。加洗比重拍便宜，所以，整理得井然有序具有節省金錢和時間的雙重報酬。

發展視覺工具的實用訣竅

已經製作過視覺工具在班上使用的人們，提出很多讓教學更有效的小構想。請考慮這些：

圖片

不要忘記顏色是增強視覺工具的一種方法。

- 試著將黑白畫作的背景上色，而不是前景。背景顏色增加能見度。黃色能產生最好的能見度。
- 不要將同一頁的全部圖片上色。
- 剪照片以除去無關的背景。
- 為了快速辨識或分類，試著以顏色將圖片編碼。

不要對製作多媒體系統猶豫不決。書面文字、照片、報紙的圖片、包裝標籤和線條畫，全都可以是同一溝通工具的一部分。

塞滿黑白抽象線條畫的頁面難以瀏覽。使用顏色或各種符號可以創造視覺的趣味性，協助瀏覽。

使用線條或格子來安排頁面。利用線條來協助視覺使頁面的瀏覽更容易。

溝通簿

在較大的溝通簿中，以顏色編頁，可以更容易找到你要尋找的那一頁（例如：時間表頁是藍色的、休閒表頁是粉紅色的、工作坊頁是綠色等）。

考慮在有很多內頁的大書中，使用隔頁紙來分開章節。

測量

二吋的照片可能放不進二吋的抽屜或相框，除非先被修剪。

強化視覺工具

做部分工具讓學生操作，放入架上或狹縫時，實驗以索引卡、標籤牌或廣告板的重量強化那部分。

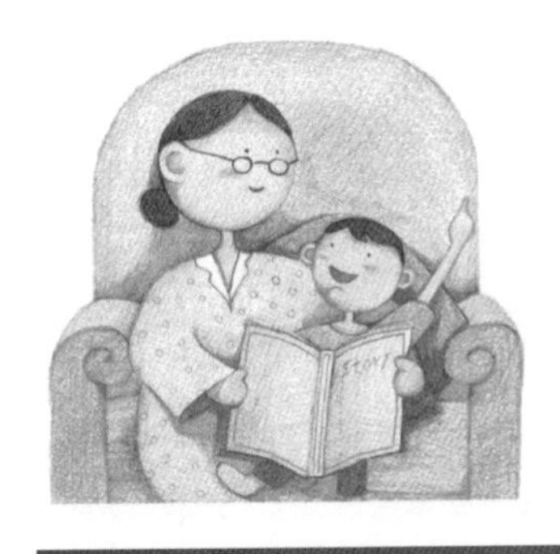

第十章　整合視覺策略至溝通與教育

溝通是教育的基礎。有效溝通技巧的發展決定習得學業前的社會互動，影響學生的自我管理和行為。溝通能力不能用假設，學生在教育環境的參與和進展，需要在溝通架構中評估。當確認溝通需求，就可以教導新的技巧。最有效的教室是不斷加強溝通技巧所需的必要輔助。利用視覺策略來輔助溝通是一種努力就能有豐碩成果的技巧。

教導溝通的策略

沒有任何涵意的動作表達無助於溝通。一位老師被觀察到在給學生指示時全程揮手，問題在於手臂動作是隨便亂揮的，無法傳達任何特別的意義，造成學生混淆，無法集中在真正溝通意圖上。

使用視覺溝通工具相關討論的危機，著重在擴大性輔具的發展，卻忽略強調隨手可得最方便又最有效工具：人類的身體。詮釋及使用非口語線索來輔助溝通，是發展有效交流不可或缺的元素。

動作表達和肢體語言

© 1990 Imaginart
牛和蒼蠅使用非語言溝通
約瑟夫・安德森，13 歲

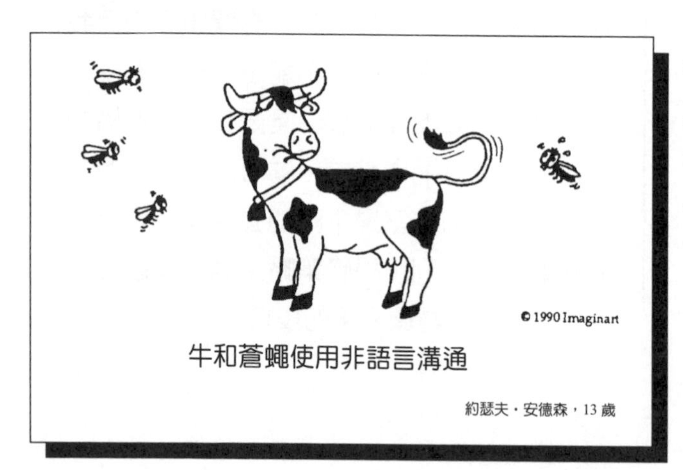

動作表達和肢體語言是建立注意力和使訊息清楚的重要元素，增進溝通互動的非語言技巧範圍包括解釋和使用：

- 身體方位。
- 建立或改變接近的位置。
- 視線接觸、視線凝視、視線轉移。
  - □人對人。
  - □確認指示對象。
  - □專注於所指的相關物
- 臉部表情。
- 手或肢體動作。
  - □指示
  - □延伸、碰觸
  - □推、拉

□動作表達提及環境中某物品

與學生溝通時，通常生動的方法有幫助；但不表示任意使用引起干擾或困惑的動作，也不表示過度使用語言。這意謂利用肢體引起學生的注意和以誇張的動作表達來傳達意思。有效的動作表達包括：

- 非常明顯的搖頭來表示「不要」。
- 站在學生面前來引起他的注意。
- 把物品拿到學生的視線前。
- 用誇張的方式把東西放下，以示範把該東西放在那裡。
- 問「哪裡」的時候把手舉起來。
- 誇張的肩膀動作和搖頭來表示「我不知道」。
- 指出想要學生注意的物品。
- 把東西推走。
- 輕拍某人肩膀引起注意 。
- 拉某人的手以帶領到某一場所 。
- 用手勢告訴某人來這裡。

這些常見的姿勢能相當有效地傳達訊息。

但用更高深的溝通策略不是更好嗎？

即使可交談的學生也可能需要動作表達訓練。

不然。許多自閉症學生和其他中重度溝通困難的人，沒有充分了解或使用動作表達。那群在這方面有困難的學生，用特殊訓練來教導他們無法在偶然情境下習得的技巧，可使他們受益良多。教導他們如何詮釋你的肢體語言，然後教他們如何自然地使用動作表達來增加自我的溝通意圖。

非口語溝通困難明顯影響學生的溝通成效。回應和使用動作表達系統，讓溝通更具體。

介入計畫若是為了試圖教導高於學生可以自在了解的符號技巧，可能會降低自發性的參與，而教導有效的非口語技巧可以增加自發性。

哎呀!我的學生已經很會說了，用動作表達不是倒退了嗎？

別忘了，我們還在討論接收和表達性的溝通技巧。著重在教導學生了解非口語溝通的訓練，與增加理解和溝通整體成效有重大關聯。促進學生使用非口語溝通的能力不是倒退，反而讓他更有能力。

你對如何教導那些非口語溝通技巧有任何建議嗎？

記住一些最好的教導策略是非口語的，或在有限口語下達成。這是一些有幫助的想法。

與學生溝通時：

1. 示範動作表達。當你和他溝通時，靠近學生，非常靠近。讓自己進入他的視野，並讓你的動作表達非常清楚與明顯。
2. 誇大動作表達及搭配的口語，讓時間變長（別忘了那些學生難以專注），譬如：如果你跟學生說「不」，彎下身子到他的高度，在說「不……」時，搖頭數次。只說訊息關鍵的字眼，使其簡單。

協助學生溝通時：

1. 用非口語提示。當適合學生使用動作表達時，給予視覺或肢體上的提示，不要直接告訴他怎麼做，別說：「強尼，搖頭。」，而是試著示範他需要使用的動作表達和語彙，讓他模仿。和他一起做，做的時間要夠長，讓他能模仿以及加入一起做。如果這不能產生預期的效果，試著用肢體提示。觸摸他的頭就足以幫助他，在你說他要傳達的語彙時搖頭。任何所說的語彙，應該是他傳達意圖時會使用的字眼。
2. 注意在「兩人」情境下教導動作表達。如果你是學生試圖溝通的對象，提示他常常是困難的。試著利用學生和某人溝通的情境，另一人就可以來提示。譬如：如果學生需要告訴老師「進來」，輔助者（在學生後面）拉學生的手，以肢體提示學生牽老師的手，拉老師到目的地。提示者不參與互動，唯一的任務是以非口語引導學生做動作。另一個例子：如果學生想要另一個學生的玩具，站在他後面，以肢體提示他伸出手或用手指示來提出要求。再舉個例子：當學生站在大人旁邊，卻不知道如何引起大人的注意時，示範或以肢體提示學生，碰觸那人的手臂或輕拍其肩膀來引起對方的注意。

等待是溝通的重要元素。傳達訊息後，重要的是提供學生足夠的時間接受訊息、處理，並形成回應。如果學生不能立即回應，大多數的人會試圖介入，太快重述那個訊息。對某些學生而言，五秒、十秒，或更多的回應時間，可能必須真正的參與；但對老師而言，等五或十秒似乎就無法容忍。

利用現存的環境

特製視覺工具的相關討論，冒著忽略了現存環境的風險。別忘了利用已經在周圍唾手可得的東西。標誌、海報、物品，和任何可見、可指出、可碰或拿到的東西，全都可製成視覺工具來讓訊息清楚，所以教導學生利用這些工具。

有些學生需要學習把注意力放在所指的相關物品上。記得靠近學生的視覺工具比遠方的物品更容易見到和說明。你可能需要拿非常近，以確定學生注意到溝通輔助。

重點

最基本的視覺溝通工具是溝通者的身體和他當下環境的東西。在發展以其他輔助來促進溝通的方法前，將現存環境中早已存在的東西做最佳的利用是審慎、有效的。原有動作表達方式的改善可以加強和支援其他所有的溝通訓練。

發展以溝通為基礎的教室：成功的關鍵元素

針對中重度溝通疾患的學生發展教育方案，需要一個有效輔助溝通技巧發展的環境。「以溝通為基礎」的教室是以培育溝通技巧為主要著重點，因為了解到其他功能或技能的有效發展視學生的溝通能力而定。溝通是達成任何事物的基礎，以下為實際作法。

以溝通為基礎教室的關鍵元素

1. **優先將教育重點擺在溝通的發展**。以教導溝通技巧為首要，設計教室的動線、時間表、時間安排和其他的活動。

2. **配合學生的功能來設計教室溝通的水平**。目標是由學生可執行的程度開始，然後讓他一次一「階梯」的往上爬。如果環境中的溝通對學生而言太複雜，在開始前他就被打敗，他的表現會零零落落。
3. **提供溝通的時機**。設計結構和非結構活動來提供溝通訓練。確定有夠多的非結構活動，使學生有很多機會主動溝通。
4. **抓住那一瞬間**。自發性是必要元素。利用每次出現的溝通機會，用那些自發性的情境，教導學生需要學習的技巧。
5. **在自然情境中教導溝通技巧**。這些學生不能從某一情境類化到另一情境。試圖在情境外教導溝通技巧，無法產生與真實、有意義情境相同的成效。
6. **整合溝通訓練到正在進行的活動內容**。溝通訓練不應該只保留在星期四早上九點四十五分，應該整合為其他正在進行活動的一部分。
7. **發展視覺工具當作輔助溝通的豐富環境**。這些工具用來安排事件、建立常規和輔助變動，是提供資訊、溝通規則和輔助接受性與表達性的溝通。
8. **考慮溝通情境中的行為挑戰**。需要評估事件可能面臨與他人溝通無法了解或無效的機率。
9. **特別教導實用的技巧**。關鍵的技巧包括：吸引別人注意的適當策略、如何開始和維持訊息交流和處理溝通中斷。教導這些可以支援視覺輔助的技巧。
10. **包含強調節奏和押韻的語言活動**。強化節奏和押

不可能呈現所有溝通的視覺符號。試著在最可能需要輔助的情境使用：那些可能產生困難，又經常出現的常規、轉換和情境。

韻及鼓勵整體肢體動作的音樂和閱讀活動是非常好的。

11. **確認教導的學業技能和兒童的經驗強烈相關。**初期學業需要有非常功能性的連結，發展這些能力輔助學生積極參與真實有意義的經驗。
12. **確認溝通已被整合，而不是分離的。**考慮溝通幾乎是學生參與每項活動的整合部分。

有效實施的可行與不可行性

在理想的教育環境，課程著重在教導溝通技巧以作為其他學習的基礎。視覺工具和視覺輔助溝通的使用，強化學習環境，讓學生達到最佳溝通潛力。使用視覺工具不是目標，而是教學策略；視覺工具幫助達成溝通或教育目標。接下來的小提示幫助視覺策略的使用達到最大效益。

可行：別忘了需要教導學生使用工具

有些人被告知如何使用後立刻就懂了，其他人則需要密集訓練。在那些有工具練習卻沒有成效的情境，常常觀察到學生沒確實被教導如何使用工具，人們只期待他們知道怎麼做。這些教學應該重複教導那學生其他技巧必要的系統化步驟。

預先想想：花一些時間預測學生需要了解什麼，特別是預測新情境，可以戲劇化影響情境的成功與否。

可行：以系統化的方式介紹工具給學生

當介紹視覺工具給比較年輕或技巧較低的學生時，方法要簡單。

- 展示工具。

- 利用動作表達或指示告訴學生注意哪裡。
- 確認學生看到工具。
- 說出溝通的口訣。
- 立即提示或引導學生做出溝通所期望的回應。

結合口語指示和視覺輔助是最有效的選擇。然而，不斷重複使用口語提示或視覺刺激轟炸學生，實際反而增加學生的反應時間。

比較年長或技巧較高的學生，可能在輔助工具使用前，就已經從對話獲益。視其使用和目的給與資訊，創造能理解的背景。

可行：使用工具前先引起學生的注意

和學生說話時，常常他們在教室另一頭，背對著你或正在看其他東西。在那些情境中，難以評估有多少注意力真正在你身上。發現有些人看起來不注意，卻實際了解正在發生什麼事也是常見的，特別是自閉症或注意力疾患的學生。然而，對大多數學生來說，溝通通常經由下列情況來提升：

有迴避注視傾向的學生可能較愛看視覺符號，而不與人眼神接觸。

- 建立視線接觸或身體方位。
- 用指示或姿勢提供你要學生注意的視覺線索。
- 以肢體動作搭配口語溝通。
- 鼓勵學生指出溝通所使用的視覺符號。
- 鼓勵口語學生複誦口訣來確認其注意力。

可行：使用工具時，確認學生看得見

視覺溝通工具成功的原因之一，在於提供學生穩定、非短暫的訊息。輔助工具的使用必須讓視覺訊息逗留得夠長，以至於學生可以看到及完全處理。將輔具擺在方便的場所，讓學生可以參考。學生經常會參考工具來幫助他們繼續工作。別忘了什麼是溝通的訊息或重新引起他們的注意。要達成這些：

- 在可以互望的位置擺較小的輔具。
- 移動身體靠近較大的教室型或其他位置展示的輔具。
- 避免快速「拿掉」工具的誘惑，而立刻移除。

可行：用手指出讓訊息清楚

- 緩慢且謹慎地用手指著。別移動你的手，直到確認學生有足夠時間集中在溝通上。
- 「不動」地指著，通常比「輕拍」地指著有效。
- 要知道輕拍地指著若以誇張的方式表現，實際反而難以讓學生專注。

雖然通常建議視覺工具搭配口訣，但有些場合，學生在只有視覺線索，沒有口語表達時表現較好。這比較可能發生在學生有行為問題時，小心觀察將提供你所需的資訊。

可行：使用工具時，口訣宜一致

當設計視覺輔助時，設計和輔具一起使用的語言或「口訣」。口訣的難易要接近學生的能力。口訣是參照工具上的項目來說明或傳達事物。一再使用同樣的口訣，幫助學生更快速學習生活中的例行事務。

輔助視覺輔具的口訣應該簡明扼要。一、兩個語彙或簡單的片語通常就夠了，而嚴重溝通困難的學生通常用簡單的語言運作得更好。

可行：限制口語在搭配工具的口訣

當我們感覺到需要對學生重複指示時，很自然的會改變語彙、增加所用語言的複雜度或增加音量。視覺工具協助我們維持簡要的系統化表現。

逐漸使用更多口語試圖讓學生依要求表現是一種傾向，學生愈遭遇到困難，行為愈糟，老師就使用更多語言試圖逐漸灌輸順從。避免使用大量語言，從這些學生的經驗顯示，如果老師限制其溝通在簡單口訣，學生反應更好。如果情境需要更多指示，再次重複相同的簡單口訣，強調溝通需要的焦點。

期待地等候是訊息交流的重要環節。當學生不回應或沒立即輪到，很自然會一再重複直到他們終於回應。當使用視覺工具來傳達訊息時，盡可能讓溝通訊息有足夠的時間呈現，以便學生處理訊息，而不是以過多訊息來砲轟。

可行：利用非口語提示協助學生以視覺線索行動

這目標是為了讓學生對視覺線索及選定的口訣反應。如果他需要協助，以動作表達或肢體提示。用更多語言提示其表現，只會讓溝通更複雜。

可行：鼓勵口語學生使用工具時，用口訣做「自我對話」

口語協助維持注意、促進理解和澄清任何溝通的誤會；這也是走向獨立的一大步。許多學生用自我對話作為自我管理的一種形式。

可行：教導學生用手指出以清楚地傳達

有效地指出是學生使用視覺溝通工具的有利條件。好的指示動作提高且澄清溝通的意圖。所有指示的動作不會提供同樣的輔助。許多學生傾向用幾根手指頭或整隻手指示。用一根手指指著是更獨立且有效的工具。整個指示動作的目標是不運用額外的動作。在提及事物時，學生習慣陷入不斷以手指輕敲或揮手，然後在人們注意前快速縮回。鼓勵當事人在溝通進行時穩定的指著，這使得溝通的對象更容易注意他所指的目標物。學生需要學習注意傾聽者是否留意。

可行：當你試圖開始使用工具時，要持續地用

對學生沒有做該做的事時，老師的因應是傾向於增加口語量，這是一種自然的反應。

愈頻繁、愈持續使用，學習成果愈快出現。

覺察你如何指。有些人指得太快，學生還沒從動作確實獲益前，他們的手就移開了。另一種指著的行徑是「敲打鎚子」。用指著的手指多次上下敲打目標，以至於造成干擾。最有效的指出是鎖定特定位置不動，或動作少到只足以引起學生注意。

如果學生使用的指示動作不分開來且溝通不良，試著琢磨會更有效。

視覺溝通工具應該是輔助自發性互動的形式，而不是進入其中的方式。

利用視覺溝通工具沒有任何前提。許多課程的發展，是在使用圖片作為溝通目的前，要求學生歷經一系列的配對、物品辨認和標示作業。建議應該完全省略這些步驟，直接在溝通情境中介紹和使用視覺工具。

可行：盡量教導學生操作和照料工具

將收拾輔具、放回原位、翻面及收好，視為例行事務的一部分，讓學生為工具負責幫助培養獨立；而這就是目標。

可行：確認工具夠簡單而容易辨認

評估學生對各類型視覺呈現的反應。黑白畫對某些人來說可能太抽象；而另一人則對書面文字滿意。有些學生需要真實的物品，而另一人可以輕易了解照片。當有所懷疑時，傾向選擇比較簡單的，讓學生快速且有效的了解和使用這方法是主要目標。

可行：記得使用視覺工具沒有必要條件

使用視覺工具的關鍵是符合學生能理解的程度，力求最快速且易於了解的具象符號，一開始就要有系統地建立理解，在視覺線索和呈現的選擇或行動之間，創造非常清楚的關係。

可行：記得標示不是有效利用視覺工具的必要條件

事實上，建議不要將標示當作單獨作業教導，否則不具任何功能。學生必須學習視覺工具的溝通功能，教導標示照片或物品將增強非溝通語言，需要教導這些學生使用標示來達到溝通目的。同樣的想法，利用有溝通目的的圖片來製作賓果遊戲會使學生困惑。別忘了，他們需要學習那些視覺物品的溝通功能。

可行：提供學生時間學習工具的意涵和如何使用

學生最快的獲得來自發展一套「零錯誤學習」的環境。學生愈精確依循溝通工具的意圖，花在發展適當溝通回應能力的時間就愈短。譬如：使用時間表或記事本時，一旦項目已被辨識，老師應提供學生必要的引導，讓他毫無錯誤的跟著步驟完成。等到學生熟悉例行事物時，老師可以逐漸拿掉輔助。

當介紹視覺工具時，很多學生展現迅速的理解，在他們具備對工具的基本認識前，這造成短暫的激勵，但也有其他學生的學習曲線較慢，這些學生最終還是獲得使用視覺工具的技巧，但他們使用這些工具的學習速度與其他技巧不相上下。當比較慢的同學掌握技巧不如快的同學時，不要沮喪。那些比較慢的同學會從「零錯誤學習」技巧中得到最大好處。

可行：修正工具倘若改變是明顯必要的

一旦開始使用輔具，有時需要改變。最常見的改變與下列情況相關：

- 改變工具更幫助學生達到想要的表現。
- 依學生需要改變，因為他正在學此技巧。

最佳的工具須經過不斷地修正，有些情境因為「不可行」，視覺溝通工具已停止使用。未配合需求修改工具一直是問題的所在。視覺溝通工具的改變和輪替是普遍且必要的過程。

那些被教導以標示圖片作為首要語言活動的學生，有時是學習有效回應視覺工具困難的一群。往往這些學生認為圖片的功能就是標示，並不理解圖片可用在其他用途。所以，建議不要專注在教導這些學生標示，而是在其他功能的情境——如請求或提供訊息時——教導物品名稱。

任何引入學生方案的技巧，應該評估來決定其成效。當發展視覺策略輔助溝通時，幫助你決定是不是適合某一特定學生的標準是，觀察學生對這些使用如何反應。他的表現有改變嗎？使用這些工具改變了你與他們互動的方式嗎？他被工具吸引了嗎？你有沒有觀察到他開始使用？這類問題將是評估過程的重要部分。

再問幾個問題

我了解使用視覺輔助溝通的價值。但什麼是長期目標？該致力於什麼樣的結果？

對中重度溝通疾患學生的長期目標而言，是幫助他們發展兼具效益和效能的溝通方法，讓他們能成功參與生活中的活動。視覺工具是設計來幫助學生達成目標的輔具。

別忘了，不需要試著摒除學生的所有視覺輔助。我們使用很多視覺輔助來幫助有效掌握生活的需求。因此，長期目標是教導學生如何取得和使用視覺輔助來達成目的。學生需要學習辨識自己的需求，然後用各種可用的策略自我輔助。

偶爾，老師描述學生出現新的困難。這些老師在學校方案中使用大量的視覺策略，過去，學生在他們的教室對各種視覺工具的使用反應良好。當分析目前的行為問題，顯而易見，老師原本已經使用視覺工具成功掌握其需求；但之後，過了一段時間，當問題不那麼嚴重時，他們「稍為停用」——一點都不訝異——學生的問題「稍微變得更糟了」。學生在視覺策略的原訂領域顯現進步時，那些策略的需求似乎消失。不過，當摒除輔具時，行為問題卻增加了。當視覺工具重新納入方案，目標問題行為也相對降低了。

我的學生和不需要額外輔助的學生一起在正規班，難道他們不需要學習像其他孩子一樣不用輔助嗎？

在學業課程中，許多學生從學習視覺策略中得到好處，協助他們學習、管理時間和安排生活，所以不用在意班上沒有使用這些策略的其他學生。不管其他學生有沒有從視覺輔助中獲益，這方案的學生需要學習獨立使用能成功的個人策略。

那能力較低的學生呢？繼續使用視覺輔助不會讓他們看起來更顯障礙嗎？

實際上，他們不使用任何輔助看起來才更顯障礙。使用視覺工具的目標之一是使學生盡可能獨立運作，這意謂著幫助他們學習自行處理日常事務，並在沒有大人輔助或介入下執行。他們愈不需要他人幫忙，看起來就更有能力。

別忘了，視覺工具的樣貌明顯影響他人對他的觀點，確認是以不引人注目且適齡的風格設計。

我不是很會安排的人，如何能方便使用這些工具？

小建議：保留每樣所發展東西的副本。這會讓某樣東西不見時，生活更輕鬆。

位置是關鍵。視覺工具必須在你需要的地方易於取得。有些規則適合擺在大型掛圖上，並貼在會用到的位置：像公告欄、門、牆壁或學生書桌，都是能滿足這些需求的位置。其他時間，視覺輔助需要活動式的，帶到各式各樣需要使用的場所。有一些場合適合讓學生自行負責自己的視覺輔助，而另一場合則適合歸屬為老師的財產。

不需要將某人生活的所有規則和訊息，全部放在同一張紙或同一位置，只要方便最能成功。

利用視覺策略沒辦法「治癒」任何人，但通常能使生活更簡單。

如果你試著使用視覺工具，但無效，不要放棄整個方法。找找看可能需要修改什麼以使更好的運作。曾經有老師給我看他們花很多時間拼湊的輔具。當我詢問：「學生懂嗎？」他們回答說：「不。」當下他們就知道有些事情不對勁。

一旦你抓住視覺溝通輔具的概念，想像的潛力既興奮又勢不可擋，可能會誘導一次嘗試太多。製作計畫會有幫助，可能得花一年時間設立教室的不同部分。基礎建立之後，增加、修改及修訂是持續的過程。

談到成功，視覺工具永遠有效嗎？我不想進行成功機率不大的工作。

視覺工具不是每個人的「神奇療方」，這些工具是否成功取決於如何被開發和使用。下列是可能出現失敗的一些情況。

1. **工具沒包含想要達成結果的正確訊息。**在計畫過程中，有時人們誤解情境，可能包含太多或不足的資訊。一旦工具開始使用，學生表現不如預期，就必須修改或重新設計工具。
2. **學生不了解所用的符號。**由於某些原因，工具對學生不具意義（別忘了，工具的目的是幫助學生更清楚的了解訊息）。這可能是符號太抽象或太複雜，也可能是學生不了解符號和所代表的行動或選擇之間的關係。不論什麼原因，工具並沒有增加了解。
3. **同一頁裡放太多符號。**工具太複雜，發現學生難以詮釋。把東西清空，太多、太靠近或太小的東西，在辨認時需要過多的力氣。針對不同需求，把不同目的的符號放在不同頁數或圖表上，幫助學生整理他們的想法。
4. **太快引入過多的符號或工具。**小心！一旦人們了解這樣的概念和見到其運用，會誘導試著做得太多、太快。即使有好幾個溝通需求，這工具還是需要一次介紹一種。花時間教導學生如何使用每一種，再增加更多前，發展一些連結。某一老師介紹一本有三十頁規則的書給她的「問題學生獎」得主。當然，她的努力慘敗了。

你有任何強化教室環境的額外建議嗎？

視覺溝通策略的發展是技巧。但這是過程……一種到達終點的方法，而不是目標。有效的溝通才是目標，而視覺輔具幫助達成那目標。

找機會將視覺元素加入所有標準的教室活動。在音樂課，增加圖片或玩偶來表示所唱的每首歌，利用很多視覺輔具輔助課程教導。學校日每個部分的溝通需求都可用視覺輔助。別忘了教室外的溝通需求一樣重要，非教學情境經常最需要溝通輔助。

我思考許多可以教室使用視覺工具的方法

你的熱誠會受到鼓勵！謹記千里之行，始於足下。一旦開始旅程，你將會享受沿途很多的發現。

重點

視覺工具如同擁有充滿榔頭、螺絲起子和扳手等各式各樣工具的工具箱。每一種工具的發展是為了執行特定的功能，每一工具都有某種目的。有一些你經常地使用，另一些則只在特殊情境使用。你有一套「基本配備」協助滿足大部分的需求，偶爾，有些狀況需要特別的工具。有些人擁有大型工具箱，有些則是小型的。專業木匠對他所做的事很在行，因為他用正確的工具；試圖只用榔頭和鋸子完成所有的週末雜務工作，就沒法做得那麼好。

將視覺工具納入學生的溝通方案也是同樣的道理，有些學生要有比他人更多的輔具才有用。許多學生只要基本工具就表現良好，其他學生則需要更多特殊設計的資源。專業木匠（既老師）需要持續決定什麼是創造學習的最佳支援環境。其終極目標是經由敏感意識到學生的能力和需求，提供最佳效果的輔助，這是持續進行的過程。

第五篇

方案的意涵

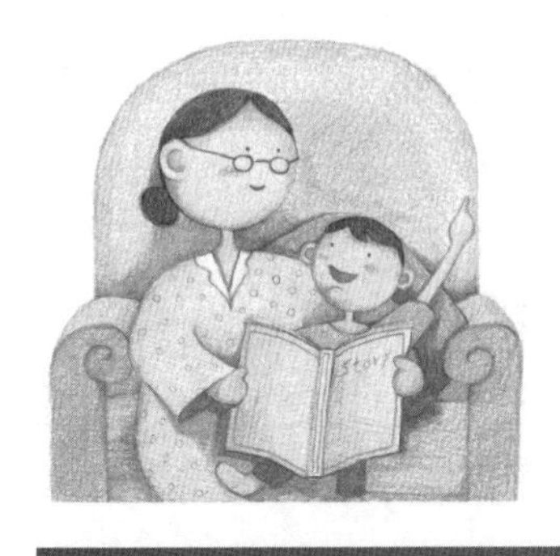

第十一章　教育趨勢：視覺溝通的意涵

特殊教育在發展的旅程上，已經跨越無數的高峰和谷底。多年以前，那些有特殊需求——即那些不同學習方式的人——常常被貶為次等公民。當前的教育理念認識到這些人可以學習。當同意所有學生應該經由教育的支援受惠時，教育目標就出現範圍很廣的理念。成功的結果取決於如何教導學生、教導什麼，及他們如何整合學習到有功能、獨立的生活參與。

當前確認教育成效的趨勢是監督教育者。其實為教學的理由而教是不夠的，而是有義務設定且引導學生完成目標。從一間教室就是校舍的日子起始，教育者已陸續發展對學習的本質，和學生所呈現許多不同學習風格更深入的了解。這些發現引領我們認識到更多無法在比較「傳統」教學風格中有效學習的學生；這些陸陸續續的發現創造了有效的教學技巧和提供輔助服務。

愈來愈多「教育障礙」被確認，特殊教育負擔的人口在過去幾年有增無減，發展有效的溝通技巧已被指定為教育需求的核心元素。當正規教育仍以傳統的方式教導時，我們會繼續辨識到更多不同學習型態的學生。他們學習的風格和數量都有顯著差異。特殊教育工作者致力於發展特殊、個人化的教學策略，目標是在有意義的情境中教導技巧；因而創造了更多不同的教學技巧，進而產生更有效的學習環境。這不只為了有特殊需求的學生，也嘉惠其他學生。視覺溝通策略的發展就是其中廣泛應用的技巧之一。

當我們學得更多，教育理念也持續進展。這不僅受科學和醫學的發現影響，也受社會主張、社區期望和預算限制所影響。就像鐘擺，持續在為了規定的訓練而獨立出特殊需求的學生，或納入正規教育人口，試圖在該環境裡滿足其個人的需求中擺盪。這些環境的選擇讓人聯想到個體注意力的不同強度，及個人與團體目標的差異部分。當騎在鐘擺上，認清每種教育情境都能提供有用的元素很重要，所以，目標應該是把那些造成個別學生成功最重要的元素發揮到最大極限。

使用視覺溝通策略恰好適合這教育的蹺蹺板現象，視覺輔助適用任何環境，很容易在任何教室為了嘉惠學生，而把這裡討論的想法實施執行。然後，當有特殊需求的學生適應後，就不至於和其他人完全不一樣。有特殊需求的學生融入正規教室環境時，會出現與獨立運作相關的能力問題，包括需要提供多少及什麼樣的輔助來達到成功。視覺工具比其他選擇更正常化。

不管理念的進展，目前最新的思考建議中重度溝通障礙的學生必須先教導功能性技巧，目標是使其盡其所能像成人般獨立，視覺溝通策略協助達成此目標。

問題是什麼？

當介紹視覺溝通給教育者和照顧者時，浮現一些問題和顧慮，這些評論凸顯了使用這方法令人聯想到一些和傳統教學技巧不同的思維。以下是一些顧慮：

懷疑論者說：「他了解我所說的每件事，只是故意使壞。」

實際上，許多這類學生並不了解我們所說的每件事。他們從例行事務、情境內容、我們使用的手勢和臉部表情及其他線索得到提示，協助猜測該如何回應。對我們而言，了解什麼樣線索提供最多訊息是重要的，因為我們可以建構環境以適應。

而那群難以專注的學生，能很好的理解口語，但問題是他們是否能專注夠長的時間，來吸收他們所需，並依循完成。視覺策略輔助他們所需的領域。

懷疑論者說：「但這不是在教導口語！」

視訓練和取向而定，有些語言病理學家覺得發展視覺溝通輔助的焦點在他們領域之外。比較廣泛的看法將說話、發音或語言結構認為是學生有效運作需要的「理解溝通系統」的一部分。發展兼具效益和效能的溝通方法是真正目標，這樣的方法應該強調結合多種元素。

懷疑論者說：
「但這是教導口語……我是任課老師，那不是我的工作，而是語言病理學家的！」

事實上，溝通（包括口語，如果學生有此技巧的話）是學生所有學習的基礎。考慮整合溝通技巧的發展至學生整體學習方案是重要的。

懷疑論者說：
「但我要教太多其他東西！」

溝通是其他所有學習的立基點。適當的溝通環境將提升其他教學目標。如果溝通目標列為首要重點，治療師和教師雙雙會在其他教學目標中更成功。

懷疑論者說：
「我們不是應該教導他們更好的聽力技巧嗎？」

教導學生成為專注的傾聽者是重要的。然而，對他們大多數而言，「治癒」不是實際可行的目標。聽力或注意力問題是他們障礙的一部分，可能一直都會存在。提供方法來輔助或代償他們有困難的領域是深具價值的教學目標。

懷疑論者說：「往後沒有人會做這全部視覺材料，那我為什麼現在要做？」

現在發展幫助學生達到最有效表現的方法是重要的，藉由建構現有的學習環境，提升他們的學習率。目標是當學生移到不同的學校、工作和居住環境時，與未來的照顧者溝通那些曾經是最成功的方法。轉到更自主環境的學生可從已習得的技巧獲益，他們可以持續使用這些技巧自我輔助。

懷疑論者說：「他們不就只依賴圖片了嗎？」

視覺工具是設計來幫助學生表現更好。如果圖片對他們有意義，幫助他們更成功，為什麼這會是問題？使用圖片或任何其他視覺形式，不會從學生身上「取走」技巧，而是為了提升他的參與。

有些能夠閱讀的學生寧願選擇圖片來立即辨認，他們覺得使用圖片比較簡單。符號類型的使用應該配合學生的喜愛和最成功的表現。畢竟，廣告世界也是用圖片轟炸我們。

懷疑論者說：「他已經知道如何（打手勢、說話等），使用視覺工具將會倒退。」

觀察大量處在這些工具的學生顯示，大多數學生從某些視覺工具形式受惠。別忘了，使用視覺工具的首要目的是提升學生的接收技巧。即使學生具備有效的表達方法，視覺工具可以增加其接受性，並整理其溝通訊息。視覺工具也可能在特定情境下，補充或幫助他擴展表達性溝通。視覺輔助可以提升任何人的溝通系統。

懷疑論者說：「他的能力太高了。」「他的能力太低了。」

有特殊需求的學生不會因能力太高而無法從視覺工具中得到幫助，工具的形式應該調整以符合個人需求和喜愛。

觀察一些能力較低的學生，可以了解少但數量明顯的高度渴望物品或事件的圖片很令人鼓舞，特別是那些用來提供學生訊息的圖片。別忘了，視覺策略涵蓋的不只是圖片。成功似乎與特定物品的選擇及訓練程序的使用直接相關；學生的能力與學習辨識視覺刺激的速度有關。

懷疑論者說：「你似乎對我的所有疑問都有答案。」

雖然有些人在開始使用視覺工具輔助溝通時有疑問，但觀察到這方法的成功引發他們使用的熱誠。一旦人們了解視覺溝通的目標，他們開始思考更多提升環境視覺化的方法。

這些問題一定有答案。但最重要的是結果。執行這些策略的人們都會被鼓勵去做更多，而學生的表現也減少了顧慮。

任課老師的角色

誰是任課老師？即以教導學生為目標的人。如何做取決於所受的師範教育及何時入學；這也取決於在學校所教的課程、所教的科目和帶領的教室類型。除了這些因素，加上老師的教學經驗和現在的分班方式，很多因素集結來界定老師的風格和方向。就像學生，每位老師也是獨立的個體。

教育的領域是動態的。教育理念改變，總有些人被要求多教一科。當學校組織改變，也總有多一事要負責，再加上語言病理學家想要改變。視過去曾有過的日子型態，你可能張開雙臂歡迎或緊追陷入這新聞。

眾所周知，身為專業人員，我們學習很多關於什麼對學生有意義的事物，我們知道更多他們該學什麼及為何需要學習。知識並不能回答所有問題或提供所有答案，但引導我們方向。

有太多的變數。任課教師努力的成效，視「根據你必須做的，做你能做的」而定。理想上，這些視覺溝通策略會加成你的努力，以發展有意義的教室方案。盡可能抱持開放的態度。如果你是更「資深」的教育者，要認清到與溝通發展相關的理念和技巧有許多改變；如果你是最近訓練完成的教育者，要認清你的訓練才剛開始。

最豐碩的結果通常來自合作。理想上，你的助手能夠和你一起「踏出一些新活水」和「探索一些未知的領域」。你愈能夠有效地讓他知道什麼樣的輔助對你最有意義，愈能夠為共同的目標合作，結果就愈令人滿意。結合大家的努力，可提供豐富和成功的冒險。

語言病理學家角色的演變

當溝通的定義和訓練的範圍擴大時，語言病理學的領域也陸續跟著變質。觀念已經轉換，經驗告知傳統的「醫學模式」訓練，強調插曲式的、拉出來及區隔的技巧訓練，無法穩定產生想要的結果。這模式以矯正為目標來消除問題。

中重度溝通疾患的學生不容易「定位」，他們的需求更全面化，而不只是單獨的技巧缺陷。他們溝通的需求界定所有的學習風格。因此，介入的目標已經有所轉換，專業人員開始遠離在結構性、非情境中單純教導口語和語言技巧的焦點，目前傾向教導功能性技巧，整合訓練融入自然、功能性相關的環境中。現在了解溝通技巧需在豐富和互動的環境中教導，以提供形塑技巧的自然機會。另外，人們愈來愈認可很多學生需要更專注在溝通過程的接受元素上。

從歷史角度觀之，治療師對於何時、如何及何處提供學生服務，曾經面臨一些專制且過時的機構限制。與此同時，很多任課教師被養成在「語言」或「溝通」訓練是語言病理學家責任的理論下，因此，並沒有特別納入為課堂例行事務的一部分。幸運地，這樣的觀念正在改變。治療師和老師正探索新的方法，發展合作和諮商方式，以提供更好的服務來符合被鑑定學生的實際需求。

作者附記：就討論視覺策略而言，我希望我的職稱不是語言治療師或語言病理學家。我寧願被稱為溝通專家。我希望把語言治療的服務名稱，改為溝通訓練。這樣的改變對服務學生來說，可以知道服務的範圍和提供更精確的期待，對學生長期目標的發展也深具意義。以***溝通***語彙取代***口語***語彙，提供專業知識和技巧影響更大的範圍。

當前顯露的趨勢體認到讓語言病理學家走出私人診間的需求，以進入學生實際發生溝通的教室和環境。這為他們開啟很多利用所學的知識和專業影響學生學習的機會，這些環境的改變使治療師和任課教師學習用不同的方式合作，共謀學生利益。這新發現的交換結果之一，是發展高度有效的學習環境，讓溝通技巧訓練徹底融入進行中的方案。這強調有效溝通技巧的訓練是教育環境中所有學習的基礎。

本書溝通工具建議的溝通技巧訓練焦點和取向，不同於學校環境普遍存在的。利用這些概念鼓勵語言病理學家和教師合作。事實上，合作的過程滋潤了具生產性、創造性的問題解決和方案。

對語言病理學家而言，參與視覺溝通工具的發展對服務學生有顯著的貢獻。為了專注於這類型的輔助，治療師必須改變只嘉惠某特定學生的服務方式。這會花較少的時間在「直接治療」，而花費較多的時間在分析環境、提供老師和其他照顧者諮商服務。彈性意謂著允許治療師應用可利用的時間，完成發展學生方案的任何需求。

語言病理學家提供的服務，包括如下的輔助：

評估：

- □ 和老師、家長和其他照顧者晤談學生的溝通表現
- □ 分析學生運作的環境
- □ 觀察學生在教室內外環境的溝通表現
- □ 確認可藉更好的溝通策略來輔助的特殊溝通需求和日常功能問題

計畫：

- □ 引導溝通目標的選擇
- □ 參與發展符合目標的方案

實施：

- □ 和教室夥伴一起改變環境來輔助學生學習
- □ 幫助發展教室的常規，創造機會輔助學生更好的參與和練習設定的溝通技巧
- □ 合作設計視覺溝通工具來輔助學生功能
- □ 與教室夥伴合作教學來輔助學生技巧的發展
- □ 監測個別學生的方案和進展

這些功能並不是無所不包，列出這些是為了活動廣度的建議，這可能是發展有效視覺輔助方法的必要部分。要緊的是，別忘了確認需要或製作視覺工具，只是發展整合訓練方案過程的一小步。治療師不應貶謫為「剪剪貼貼」的工作或是孤立隔離的角色，而是提供團隊努力的重要知識架構。合作和諮商取向擴大支援學生整體學習，治療師是團隊的基本成員。

總結

中重度溝通疾患的學生面臨顯著的挑戰。溝通是人際關係的本質，也是學習的基礎。

當教育者處理如何教導這些學生的議題時，有時與理念牴觸，這代表「成長之痛」的發現。目標是持續成長、學習、擴大該了解和做什麼的範圍，直到完全符合需求。成長是冒險的工作。想想創意的廚師，將已知道的好食物用不同方式組合，加入調味來創造一道新的菜色。當然，在過程中有些許失敗，但學習以為行不通的，卻能引領我們通往可行之路。往往最小觸動或微妙平衡可以產生出類拔萃的創意。

本書討論的概念建議如廚師般創意的探索，這不是鼓勵一時的流行，把過去的東西拋棄，而是選擇優質的原料加以創造。以視覺策略實施的原則為原料，如同廚師的調味料和香料，可以獨自運用或結合其他元素，產生想要的結果。把焦點放在溝通環節的接受部分，和增加在溝通環境視覺元素，會帶來正向的差異，這就像比較速食廚師的烹飪和受訓的法國主廚的佳餚，結果是不一樣的。

視覺策略的使用已經從「偶爾使用」的種類晉升到「關鍵項目」，從「跑龍套角色」到「主角」。一旦方向建立，想法將源源不絕。

參考資料

Carr, E. (1985). Behavioral approaches to communication in autism. In E. Schopler & G. Mesibov (Eds.), *Communication problems in autism.* New York: Plenum Press.

Courchene, E. (1991). A new model of brain and behavior development in infantile autism. *Autism Society of America Conference Proceedings.* Indianapolis, IN: ASA.

Bondy, A., & Frost, L. (1994). The picture exchange communication system. *Focus on Autistic Behavior,* 9(3), 1-19.

Frith, U. (1989). *Autism, explaining the enigma.* Worcester, England: Billings.

Grandin, T. (1990). Needs of high functioning teenagers and adults with autism. *Focus on Autistic Behavior*, 5(1), 1-16.

Grandin, T. (1991). Autistic perceptions of the world. *Autism Society of America Conference Proceedings.* (pp. 85-94). Indianapolis, IN: ASA.

Gray, C. A., & Garand, J. D. (1993). Social stories: Improving responses of students with autism with accurate social information. *Focus on Autistic Behavior,* 8(1), 1-10.

Grofer, L. (1990). Helping the child with autism to understand transitions. *The Advocate,* 21 (4).

Hodgdon, L. (1991). Solving behavior problems through better communication strategies. *Autism Society of America Conference Proceedings* (pp. 212-214). Indianapolis, IN: ASA.

Hodgdon, L. (1995). Solving social - behavioral problems through the use of visually supported communication. In K. Quill (Ed.), *Teaching children with autism.* Albany: Delmar Publishing Co.

Kistner, J., Robbins, F., & Haskett, M. (1988). Assessment and skill remediation of hyperlexic children. *Journal of Autism and Developmental Disorders,* 18, 191-205.

LaVigna, G. (1977). Communication training in mute autistic adolescents using the written word. *Journal of Autism and Childhood Schizophrenia,* 7, 135-149.

LaVigna, G., & Donnellan, A. (1986). *Alternatives to punishment: Solving behavior problems with non-aversive strategies.* New York: Irvington.

Mayer-Johnson, R. (1981). *The picture communication symbols book.* Solana Beach, CA: Mayer-Johnson Co.

Mehrabian, A. (1972). *Nonverbal communication.* Chicago: Adline Publishing Co.

Mirenda, P., & Iacono, T. (1988). Communication options for persons with severe and profound disabilities: State of the art and future directions. *Journal of the Association for Persons with Severe Handicaps,* 15, 3-21.

Mirenda, P., & Santogrossi, J. (1985). A prompt-free strategy to teach pictorial communication system use. *Augmentative and Alternative Communication,* 1, 143-150.

Orelove, F.P. (1982). Developing daily schedules for classrooms of severely handicapped students. *Education and Treatment of Children,* 5, 59-68.

Paul, R. (1987). Communication. In D. Cohen & A. Donnellan (Eds.) *Handbook of autism and pervasive developmental disorder.* New York: John Wiley.

Pierce, K., & Schreibman, L. (1994). Teaching daily living skills to children with autism in unsupervised settings through pictorial self-management. *Journal of Applied Behavior Analysis,* 27 471-481.

Prior, M. (1979). Cognitive abilities and disabilities in autism: A review. *Journal of Abnormal Child Psychology,* 2, 357-380.

Prizant, B. (1983). Language and communication in autism: Toward an understanding of the "whole" of it. *Journal of Speech and Hearing Disorders,* 48, 296-307.

Prizant, B. & Schuler, A. (1987). Facilitating communication: Language approaches. In D. Cohen & A. Donnellan (Eds.) *Handbook of autism and pervasive developmental disorder.* New York: John Wiley.

Quill, K. (1991). Methods to enhance student learning, communication and self-control. *Autism Society of America Conference Proceedings.* Indianapolis, IN: ASA.

Quill, K. (1995). *Teaching children with autism: strategies to enhance communication and socialization.* Albany, NY: Delmar Publishing Co.

Rogers, S. J., & Lewis, H. (1989). An effective day treatment model for young children with pervasive developmental disorders. *Journal of the American Academy of Child and Adolescent Psychiatry,* 28, 207-214.

Rotholz, D., & Berkowitz, S. (1989). Functionality of two modes of communication in the community by students with developmental disabilities: A comparison of signing and communication books. *Journal of the Association for Persons with Severe Handicaps,* 14, 227-233.

Smith, M. (1990). *Autism and life in the community: Successful interventions for behavioral challenges.* Baltimore: Brookes.

Vygotsky, L. S. (1987). *Mind in society: The development of higher psychological processes.* Cambridge: Harvard University Press.

Whitehouse, J., & Harris, J. (1984). Hyperlexia in infantile autism. *Journal of Autism and Developmental Disorders,* 14, 281-290.

Williams, D. (1992). *Nobody nowhere.* New York: Times Books.

Wing, L. (1988). The continuum of autistic characteristics. In E. Schoper & G. Mesibov (Eds.) *Diagnosis and assessment.* New York: Plenum.

國家圖書館出版品預行編目資料

促進溝通的視覺策略：學校與家庭實務輔導指南／
Linda A. Hodgdon 著；陳質采、李碧姿譯.
--初版.--臺北市：心理, 2006（民 95）
面；　公分.--（障礙教育系列；63060）
參考書目：面

譯自：Visual strategies for improving communication:
practical supports for school and home

ISBN 978-957-702-907-2（平裝）

1. 自閉症　　2. 語言障礙一教育

415.9468　　95009094

障礙教育系列 63060

促進溝通的視覺策略：學校與家庭實務輔導指南

作　　者：Linda A. Hodgdon
譯　　者：陳質采、李碧姿
執行編輯：林怡倩
總 編 輯：林敬堯
發 行 人：洪有義
出 版 者：心理出版社股份有限公司
地　　址：231 新北市新店區光明街 288 號 7 樓
電　　話：(02) 29150566
傳　　真：(02) 29152928
郵撥帳號：19293172　心理出版社股份有限公司
網　　址：http://www.psy.com.tw
電子信箱：psychoco@ms15.hinet.net
排 版 者：辰皓國際出版製作有限公司
印 刷 者：辰皓國際出版製作有限公司
初版一刷：2006 年 6 月
初版四刷：2021 年 1 月
I S B N ：978-957-702-907-2
定　　價：新台幣 280 元